食物相宜相克速查

主　编　陈志田

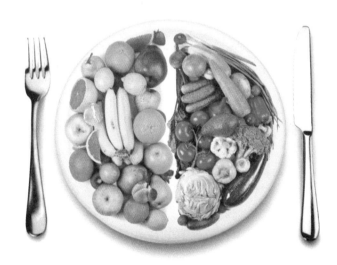

江西科学技术出版社

图书在版编目（CIP）数据

食物相宜相克速查 / 陈志田主编. -- 南昌：江西
科学技术出版社，2014.4（2020.8重印）
ISBN 978-7-5390-4974-8

Ⅰ.①食… Ⅱ.①陈… Ⅲ.①忌口—基本知识 Ⅳ.
①R155

中国版本图书馆CIP数据核字(2014)第026887号
国际互联网（Internet）地址：
http://www.jxkjcbs.com
选题序号：KX2014024
图书代码：D14010-102

食物相宜相克速查
SHIWU XIANGYIXIANGKE SUCHA

陈志田主编

出 版	江西科学技术出版社	
社 址	南昌市蓼洲街2号附1号	
	邮编：330009 电话：（0791）86623491 86639342（传真）	
印 刷	永清县晔盛亚胶印有限公司	
项目统筹	陈小华	
责任印务	夏至寰	
设 计	松雪图文 SONGXUE TUWEN 王进	
经 销	各地新华书店	
开 本	787mm×1092mm 1/16	
字 数	260千字	
印 张	16	
版 次	2014年4月第1版 2020年8月第2次印刷	
书 号	ISBN 978-7-5390-4974-8	
定 价	49.00元	

赣版权登字号-03-2014-26

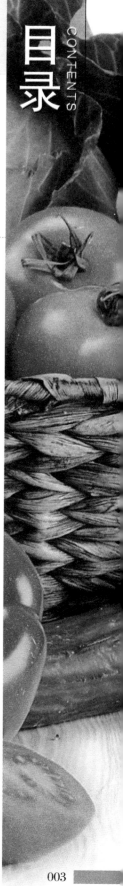

目录
CONTENTS

PART 1 辨清体质，吃对食物

PART 2 日常食物相宜与相克

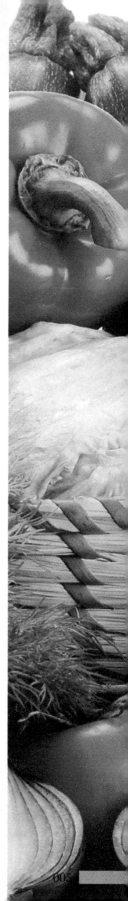

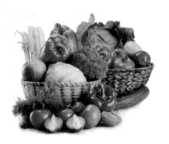 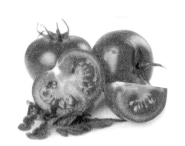

PART 3 常用养生中药材搭配宜忌

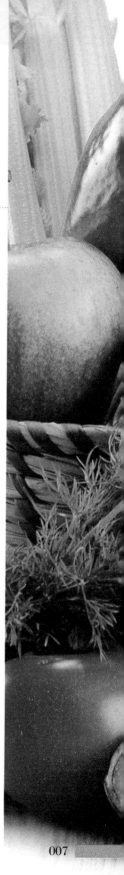

PART 4　常见慢性病饮食宜忌

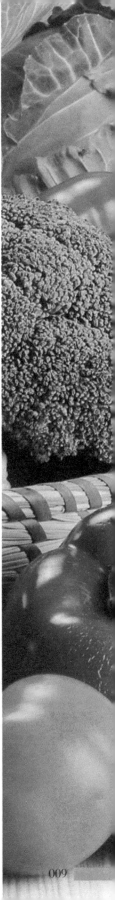

PART 1

辨清体质，吃对食物

所谓体质，是指在人的生命过程中，由先天禀赋和后天获得所形成的，在形态结构、生理功能、物质代谢和性格心理方面，逐渐形成的一些综合的、固有的特质，体现了生命活动的差异性或者特殊性。

体质养生就是顺应体质的特性，优化体质的特点，改善体质不好的变化和明显的偏颇。体质的调养是人体养生的一个方向，对于平和体质、气虚体质、阳虚体质、阴虚体质、痰湿体质、湿热体质、血瘀体质、气郁体质、特禀体质这九种体质而言，不同的体质养生方法是有所不同的，下面我们一起来了解一下。

平和体质

平和体质是理想的健康体质，先天条件和后天的生活习惯、性格爱好都会对这种体质的形成造成影响，通常是先天条件很好，后天又调养得当。这种体质的人体内阴阳平衡，气血充足，运行流畅。

平和体质的特征

身体特征：身体健康，保持着一种平衡。外表不胖不瘦。一般不觉得累，很少得病。

精神特征：性格比较开朗，总是精力很充沛。

易患病症：不易患病，即使生病了，也很容易治愈。

调理重点：平和体质一般无需调理，只要顺应四时，饮食有度即可。

平和体质者宜食食物

平和体质的人要适量地选用具有缓补阴阳作用的食物，以维持人体的阴阳平衡，如可以适量地食用大米（P126）、薏米（P131）、韭菜（P036）、南瓜（P044）、玉米（P132）、土豆（P052）、核桃（P138）、桂圆（P108）、莲子（P136）、平菇（P120）、茶树菇（P122）、黑木耳（P116）、鸡肉（P071）、猪肉（P060）、草鱼（P084）、芦笋（P049）、桃子（P112）、猕猴桃（P109）等。

平和体质者忌食食物

谨和五味，不宜有偏嗜。过酸伤脾，过咸伤心，过甜伤肾，过辛伤肝，过苦伤肺。尽量少吃或不吃寒凉食物，过于寒凉易转为阴虚体质，或者气虚体质。

平和体质的调理食疗方

西葫芦肉片

【材料】西葫芦50克，猪瘦肉30克，胡萝卜片5克

【调料】盐、鸡精各少许

【做法】①西葫芦、胡萝卜洗净，去皮，切片；猪瘦肉洗净，切片，备用。②将油放入炒锅中，用中火烧热，放入猪瘦肉片，炒至熟，放入西葫芦及胡萝卜片炒至软，加盐、鸡精调味即可。

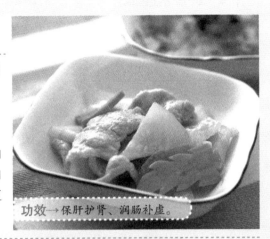

功效→保肝护肾、润肠补虚。

蜂蜜南瓜羹

【材料】南瓜200克，粳米100克，葵花子仁50克

【调料】蜂蜜、盐各适量

【做法】①南瓜去皮，洗净切块；粳米洗净。②锅置于火上，放入粳米、南瓜、葵花子仁，加适量水，煮至粥稠时，再加入适量盐调味即可关火。③稍凉一会儿，加入蜂蜜搅拌均匀即可。

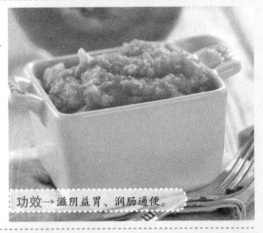

功效→滋阴益胃、润肠通便。

玉米炖排骨

【材料】玉米1个，排骨500克，枸杞、红枣各5克

【调料】盐3克，葱段、姜片各适量

【做法】①排骨洗净斩件；枸杞、红枣泡发；玉米洗净切块。②锅中注水烧开，入排骨氽烫后沥干。③另起锅，将葱段、姜片爆香后注水，放入所有材料，大火烧开，转小火炖30分钟，调入盐即可。

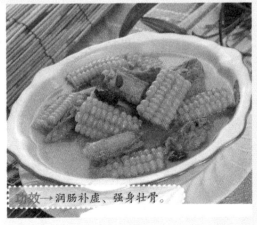

功效→润肠补虚、强身壮骨。

阳虚体质

阳虚体质者的特征表现为阳气不足，有寒象。阳气是人体生命活动的最基本物质。如果阳气亏虚就会引起人体生理活动减弱和衰退，导致身体御寒能力下降。阳虚体质的人调养重在壮阳固本，防寒保暖。

👆 阳虚体质的特征

身体特征： 怕寒喜暖，四肢倦怠，形体白胖，面色惨白，总是手脚发凉。

精神特征： 性格多沉静、内向。

易患病症： 男性多疲倦怕冷，嗜睡乏力，遗精；女性多出现白带清稀，易腹泻，排尿次数频繁，性欲衰退等。

调理重点： 壮阳固本、防寒保暖。

👆 阳虚体质者宜食食物

阳虚体质者可以吃一些温热补阳的肉类，如羊肉（P069）、牛肉（P068）等，以补阳、补气，但不能过量食用。水产类如虾（P094）、鳝鱼（P088）等，可以补阳，强壮体质；水果类如荔枝（P107）、榴莲（P105）等，可温补壮阳；蔬菜类如韭菜（P036）、山药（P051）等，不仅可以暖胃，还可以补阳气。

阳虚体质者还可在膳食中加一些温热的调味料，如花椒（P147）、生姜（P150）等。如加入汤中，可使汤品味道更加鲜美，也有助改善阳虚体质。

👆 阳虚体质者忌食食物

阳虚者脾胃易受损，不宜食用金银花、菊花、槐花等性凉食物。忌食生冷、冰冻之品；苦瓜、丝瓜、芹菜、竹笋等凉性蔬菜也不宜食用。

🥢 阳虚体质的调理食疗方

铁板香炒羊肉

【材料】 羊肉400克，西蓝花100克，红椒30克，蒜苗10克

【调料】 盐、姜片、葱段、料酒、番茄酱各适量

【做法】 ①羊肉洗净切片，用盐和料酒腌渍；红椒、蒜苗洗净切段；西蓝花洗净掰小朵，焯水后装盘。②油锅烧热，倒入红椒、蒜苗、葱段、姜片，放入羊肉加盐炒熟，盛入烧热的铁板，淋番茄酱即可。

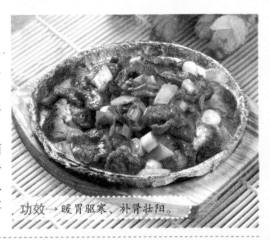

功效→暖胃驱寒、补肾壮阳。

韭菜拌虾仁

【材料】 韭菜150克，虾200克

【调料】 蒜5克，盐3克

【做法】 ①将韭菜洗净切成段；虾取虾仁备用；蒜剁成蓉。②锅中加水烧沸，将韭菜段和虾仁分别焯熟后捞出。③将韭菜段和虾仁一起装入碗内，放入调味料拌匀即可。

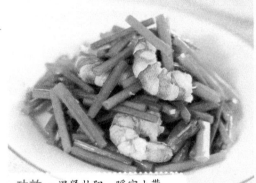

功效→温肾壮阳、暖宫止带。

榴莲西米露

【材料】 榴莲100克，西米30克

【调料】 冰糖适量

【做法】 ①榴莲去核，果肉切小块。②西米洗净，倒入沸水锅中，煮至熟透，捞出过凉水。③锅内加适量清水煮沸，倒入冰糖、榴莲块，煮至糖完全溶化即可盛出，倒入煮好的西米即可。

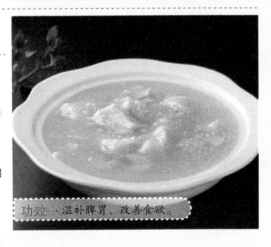

功效→温补脾胃、改善食欲。

气虚体质

气虚体质和阳虚体质比较相近，从性质上来说，都属虚性体质。气虚体质者的肺脏功能和脾脏功能弱一些，因此气虚体质的人容易感到精神疲惫、食欲不振。气虚体质是比较娇嫩的体质，容易水土不服，常遭六淫侵袭，一定注意不要形体过劳、思虑过度。

👍 气虚体质的特征

身体特征：面色苍白，形体消瘦或偏胖，肌肉松软不实。平素语声低怯，气短懒言，容易体倦乏力，精神不振，常自汗出，活动后出汗尤其严重，心悸食少。

精神特征：性格内向，不喜欢冒险。

易患病症：腰膝酸软、小便频多，男子滑精早泄、女子白带清稀。

调理重点：补气养气，避免过于劳累。

👍 气虚体质者宜食食物

饮食上，气虚体质者平时应多食用具有益气健脾作用的食物，如南瓜（P044）、红薯（P059）等；还应选用性平偏温的、具有补益作用的蔬果杂粮进行补养。水果类有葡萄（P103）、苹果（P098）等；蔬菜类有山药（P051）、胡萝卜（P056）等；五谷杂粮、坚果类有大米（P126）、小米（P128）、红枣（P135）等。

气虚体质者适宜吃性平偏温具有补气作用的食物，如黄豆（P134）、莲子（P136）、猪蹄（P066）、鸡肉（P071）、鸭肉（P072）、鸡蛋（P074）、海参（P093）、红枣（P135）、桂圆（P108）。

👍 气虚体质者忌食食物

气虚体质的人对食物的寒热较敏感，太寒凉和过辛热的食物都对气虚体质的人不利，太寒凉伤脾胃，过辛热易上火，应忌食。

气虚体质者还要少食耗气的食物，如白萝卜、空心菜、柚子、柑、金橘等。

气虚体质的调理食疗方

山药排骨汤

【材料】排骨250克，红枣10颗，山药100克

【调料】盐3克

【做法】①山药洗净，去皮切块；红枣以清水泡软。②将排骨洗净氽烫后捞起。③将山药、红枣、排骨放进煮锅，加适量水，大火烧开后转小火炖约30分钟，加盐调味即可。

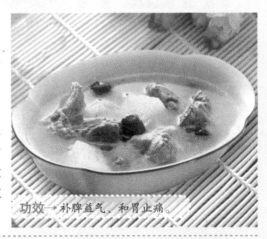

功效→补脾益气、和胃止痛。

红枣芡实糯米粥

【材料】糯米90克，芡实、红枣各15克

【调料】白糖8克

【做法】①红枣去核洗净；芡实、糯米泡发洗净。②锅置火上，注水后放入糯米，用大火煮至米粒开花。③放入芡实、红枣，改用小火煮至食材熟透，放入白糖调味即可。

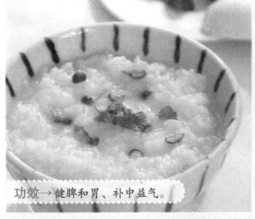

功效→健脾和胃、补中益气。

滋补人参鸡汤

【材料】山鸡250克，人参15克，黄芪8克，红枣8颗

【调料】姜片5克，盐3克

【做法】①将山鸡处理干净，斩块氽水；人参洗净切片；黄芪、红枣均洗净备用。②汤锅上火倒入水，下入山鸡块、人参片、姜片、黄芪、红枣，大火煮沸后转小火煲至熟烂，加盐调味即可。

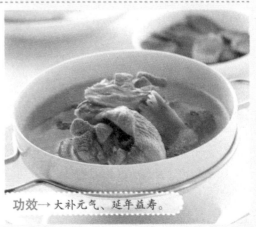

功效→大补元气、延年益寿。

阴虚体质

阴虚者则阴不足，先天禀赋不足，后天调养不当，久病不愈就会容易造成阴虚体质。阴虚体质者主要是体内气血、津液不足，从而出现"阳盛阴衰"的表现。故阴虚体质者的调理重点在于益气补虚、养阴补血。

🖐 阴虚体质的特征

身体特征：体形瘦长，容易面颊泛红或发热，皮肤偏干，容易生皱纹。

精神特征：性情急躁，外向好动，活泼。

易患病症：结核、肺痨（肺阴虚）；心悸健忘、失眠多梦（心阴虚）；腰酸背痛、男子遗精、女子月经量少（肾阴虚）；胁痛、视物昏花（肝阴虚）。

调理重点：养阴降火，滋阴润燥，镇静安神。

🖐 阴虚体质者宜食食物

阴虚体质者可以多吃一些富含水分的水果，如猕猴桃（P109）、西瓜（P102）、梨（P099）等。但樱桃、桂圆是温热水果，所以不可以吃多或忌吃。

阴虚体质者还宜多食用滋阴补气的食物和药材，如莲藕（P078）、丝瓜（P046）、海参（P093）、银耳（P118）、玉竹（P188）、红枣（P135）等。

阴虚体质者宜吃肉质精细的动物优质蛋白，如鸡肉（P071）、鸭肉（P072）、甲鱼（P085）、兔肉（P070）等。

🖐 阴虚体质者忌食食物

不宜食用燥热伤肺之物、辛辣刺激食物、油煎炸类食物、香浓食物等，如羊肉、狗肉、雀肉、花椒、肉桂、胡椒、方便面、爆米花等。

👍 阴虚体质的调理食疗方

牛奶水果银耳汤

【材料】牛奶300克，银耳100克，猕猴桃1个，圣女果5颗

【调料】白糖适量

【做法】①银耳充分浸泡、洗净切碎，加入牛奶中，以中小火边煮边搅拌，煮至熟软，熄火待凉装碗。②圣女果洗净，切半；猕猴桃削皮、切丁；将二者加入牛奶中，加入白糖调味即可。

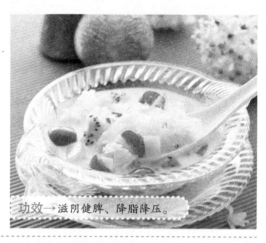

功效→滋阴健脾、降脂降压。

玉竹红枣煲鸡汤

【材料】鸡腿肉350克，玉竹10克，枸杞8克，红枣5颗

【调料】盐、鸡精各适量

【做法】①鸡肉洗净斩块，沸水汆烫去血水；玉竹洗净，切段；红枣、枸杞均洗净，浸泡。②锅中注水煮沸，放入鸡肉、玉竹、红枣、枸杞大火煮沸后转小火慢炖2小时。加入盐、鸡精调味即可。

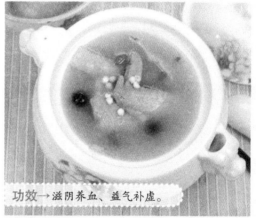

功效→滋阴养血、益气补虚。

海参炖乳鸽

【材料】乳鸽1只，枸杞、海参少许

【调料】盐适量

【做法】①乳鸽处理干净，备用；海参洗净，泡发。②锅内加入适量清水，以大火烧开，下乳鸽汆透，捞出备用。③将乳鸽、海参、枸杞及适量清水放入瓦煲，大火煮沸改小火煲5小时，加盐调味即可。

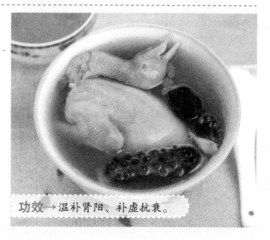

功效→温补肾阳、补虚抗衰。

血瘀体质

血瘀体质者全身的血脉通畅程度较差，容易发生血脉瘀滞、阻塞，表现为皮肤及黏膜颜色暗紫或发青、皮肤干燥瘙痒、易出现结节或包块等。血瘀体质可由血虚、阳虚、气虚、气滞、寒凝等因素所致。气为血之帅、血为气之母，二者的功能相辅相成，所以改善血瘀体质，需要有充足的气血。

👆 血瘀体质的特征

身体特征： 胖瘦均有，常见消瘦。肤色晦暗，色素沉着，容易出现瘀斑。

精神特征： 心烦易怒，抑郁，健忘。

易患病症： 肥胖、消瘦、痤疮，抑郁症，偏头痛、胁肋间神经痛，女性常见月经不调、子宫肌瘤等。

调理重点： 活血化瘀、温经通络。

👆 血瘀体质者宜食食物

血瘀体质者可以使用一些活血化瘀的食材，以补充体内气血，如茄子（P054）、白萝卜（P055）、韭菜（P036）、山楂（P114）、大蒜（P149）、生姜（P150）、黄酒（P142）、红酒（P142）、红花（P168）等。

同时，血瘀体质者还可以食用一些补血的食材，如红豆（P133）、花生（P137）、黑木耳（P116）等。

另外，血瘀体质还可以食用一些温热性的食材或药材，因为血瘀者遇热则通，这方面的有芒果（P112）、桂圆（P108）、牛肉（P068）、羊肉（P069）等。

👆 血瘀体质者忌食食物

血瘀体质者宜少吃盐和味精，避免血黏度增高，加重血瘀的程度；不宜吃甘薯、芋头、蚕豆、板栗等容易产生胀气的食物；不宜多吃肥肉、奶油、巧克力等甜腻食品，以免血脂增高。

🥄 血瘀体质的调理食疗方

蒸茄子

【材料】茄子200克，油辣椒20克

【调料】葱、姜、蒜各6克，盐3克

【做法】①茄子去皮后洗净，切成一指长的条。②油辣椒内加入所有调味料一起拌匀备用。③将切好的茄条放入蒸笼中，蒸7分钟后取出，淋上油辣椒即可。

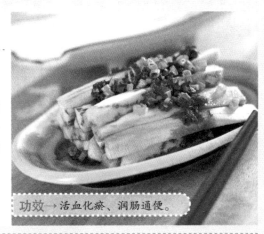

功效→活血化瘀、润肠通便。

山楂田七粥

【材料】米100克，山楂、田七粉、青菜各10克

【调料】盐适量

【做法】①大米洗净；山楂洗净后打碎备用；青菜洗净，切碎。②锅置火上，加入清水，放入大米，以大火煮开。③加入山楂煮至浓稠，下入青菜和三七粉，再加入适量盐调味即成。

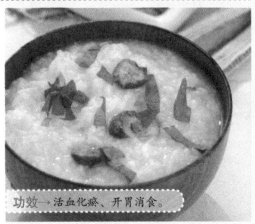

功效→活血化瘀、开胃消食。

红花煮鸡蛋

【材料】红花8克，鸡蛋2个

【调料】姜片10克，盐少许

【做法】①将红花洗净，同姜片放入锅中，加水煮沸后再煎煮5分钟。②再往锅中加入鸡蛋煮至蛋熟。③蛋熟后加入盐，继续煮片刻便可。

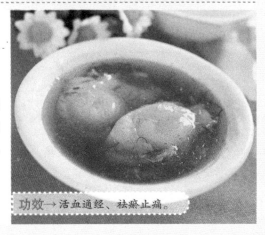

功效→活血通经、祛瘀止痛。

痰湿体质

痰湿体质是目前较为常见的一种体质类型，当人体内的气血津液运化失调，或外界水湿侵袭入体，在体内异常积聚、停留的状态为痰湿体质，多见于肥胖人，或素瘦今肥的人。痰湿之生，与肺脾肾三脏关系最为密切，故重点在于调补肺脾肾三脏。

痰湿体质的特征

身体特征：体形肥胖，腹部肥满松软。面部皮肤油脂较多，多汗且黏，胸闷，痰多，喜食肥甘甜黏。

精神特征：性格偏温和、稳重，多善于忍耐。

易患病症：肥胖症、心脑血管疾病、糖尿病、痛风、健忘、脱发等。

调理重点：健脾祛湿，温燥化痰，畅达气血。

痰湿体质者宜食食物

痰湿者主要是水湿内聚，脾脏运化失调所致，所以可以食用一些健脾祛湿的食物或药材，如猪肚（P064）、鲫鱼（P082）、莲子（P136）、玉米须（P160）、红豆（P133）、薏米（P131）、莴笋（P049）、冬瓜（P045）等。

同时，痰湿者可以食用润肺去噪、化痰的食物，如梨（P099）、葡萄（P103）、银耳（P118）等。

另外，痰湿者可以食用一些性质温热的食物，如韭菜（P036）、大蒜（P149）、大葱（P148）、生姜（P150）、羊肉（P069）、鳝鱼（P088）等。

痰湿体质者忌食食物

痰湿体质者首重戒除肥甘厚味，戒酒，且最忌暴饮暴食和进食速度过快。不宜食肥甘油腻、寒凉酸涩食品，并且忌过饱食。

🖐️ 痰湿体质的调理食疗方

鲫鱼薏米粥

【材料】鲫鱼50克，大米、薏米各50克

【调料】料酒、葱花、枸杞各适量

【做法】①大米、薏米洗净，放入清水中浸泡；鲫鱼洗净后切小片，用料酒腌渍去腥。②锅置火上，注入清水，放入大米、薏米煮至五成熟。③放入鱼肉、枸杞煮至粥将成，加盐调匀，撒上葱花便可。

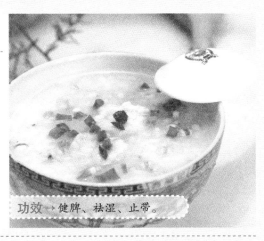

功效→健脾、祛湿、止带。

赤小豆牛奶汤

【材料】赤小豆25克，牛奶200毫升

【调料】白糖适量

【做法】①赤小豆洗净，泡水8小时。②赤小豆放入锅中，开中火煮约30分钟，再用小火焖煮半小时盛出。③将赤小豆、白糖、牛奶放入碗中，搅拌均匀即可。

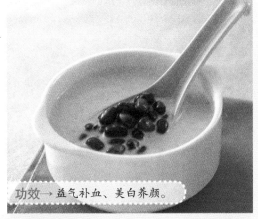

功效→益气补血、美白养颜。

玉米须瘦肉汤

【材料】瘦肉400克，玉米须15克，扁豆50克，蜜枣、白蘑菇各适量

【调料】盐适量

【做法】①瘦肉洗净，切块；玉米须、扁豆洗净，浸泡；白蘑菇洗净，切段。②瘦肉入沸水锅中，汆去血水，捞出洗净。③锅中注水烧开，放入瘦肉、扁豆、蜜枣、白蘑菇，用小火慢炖，2小时后放入玉米须炖煮5分钟，加盐调味即可。

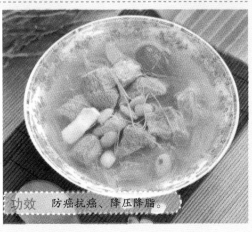

功效　防癌抗癌、降压降脂。

湿热体质

古话说："千寒易除，一湿难去。湿性黏浊，如油入面。"湿热体质的人会常觉得肢体沉重，午后有明显的燥热、疲劳感，面垢油光，易生痤疮。湿热体质者调理身体，应以清湿消浊、散热泻火为原则，调理脾胃、肝胆功能，积极调整饮食和生活习惯。

🖐 湿热体质的特征

身体特征：形体中等或偏瘦，面垢油光，易生痤疮，口苦口干，身重困倦。

精神特征：容易心烦急躁。

易患病症：痤疮、脱发、泌尿生殖系统疾病、肝炎、汗脚、足癣。

调理重点：清热祛湿，健脾和胃，清肝利胆。

🖐 湿热体质者宜食食物

根据中医的湿热分型，对于肝胆湿热，在饮食调理上应该食用疏肝利胆和清热的食材或药材，如黄连（P153）、玉米（P132）、海带（P080）、香蕉（P100）、葡萄（P103）、金银花（P152）等。

对于脾胃湿热，在饮食调理上应该食用清热利湿、健脾益胃的食材或药材，如绿豆（P132）、薏米（P131）、苦瓜（P042）、黄连（P153）、白茅根（P195）等。

对于膀胱湿热，在饮食调理上应该食用清利除湿的食材，如黄瓜（P043）、冬瓜（P045）、菠菜（P032）、梨（P099）、黄花菜（P038）等。

🖐 湿热体质者忌食食物

忌食辛辣燥烈、大热大补、肥甘厚腻的食品，如酒、奶油、动物内脏、辣椒、生姜、大葱、大蒜等。忌食狗肉、牛肉、羊肉、燕窝、银耳、辣椒、菠萝、芒果等温热性食物。

湿热体质的调理食疗方

金银花煲瘦肉

【材料】瘦肉300克，金银花8克，山药15克

【调料】盐、鸡精各适量

【做法】①瘦肉洗净切块，焯水；山药去皮洗净，切件。②将瘦肉、金银花、山药放入锅中，加入清水用小火炖2小时，放入盐和鸡精即可。

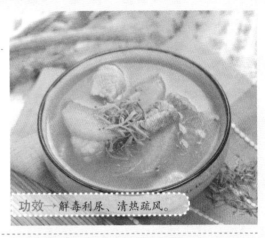

功效→解毒利尿、清热疏风。

黄连绿茶

【材料】黄连8克，绿茶3克，红茶1克

【调料】蜂蜜适量

【做法】①黄连用清水冲洗净，绿茶、红茶分别浸泡去渣。②将黄连和绿茶、红茶一起放入锅中，加适量清水，煎取汁液，然后将汁液倒入碗中调入适量蜂蜜拌匀，可频饮。

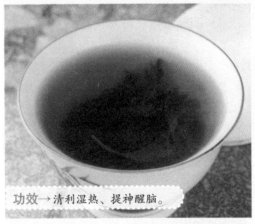

功效→清利湿热、提神醒脑。

黄瓜圣女果

【材料】黄瓜600克，圣女果300克

【调料】白糖适量

【做法】①黄瓜洗净，切段；圣女果洗净。②将白糖倒入装有清水的碗中，至完全溶化。③将黄瓜、圣女果投入糖水中腌渍30分钟，取出摆盘即可。

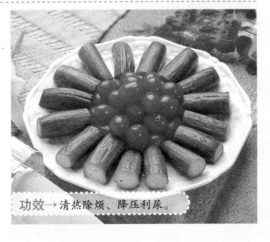

功效→清热除烦、降压利尿。

气郁体质

人体之气是人的生命运动的根本和动力。机体的各种生理活动，实质上都是气在人体内运动的具体体现。当气不能外达而结聚于内时，便形成"气郁"。中医认为，气郁多由忧郁烦闷、心情不舒畅所致。长期气郁会导致血循环不畅，严重影响健康。由于气机不畅，所以常出现头昏、胸闷、腹部疼痛、不思饮食的现象。

🖐 气郁体质的特征

身体特征： 形体瘦者为多。面色发黄、无光泽，郁结厉害的，面色会发青黄。

精神特征： 性格内向不稳定、敏感多虑，经常叹气。

易患病症： 抑郁症、失眠、偏头痛、慢性咽喉炎、月经不调、慢性胃炎、慢性结肠炎、慢性胆囊炎、肝炎等。

调理重点： 疏通气机，行气解郁。

🖐 气郁体质者宜食食物

气郁体质者常表现出神情忧虑、情感脆弱、多愁善感、焦躁不安等郁闷情绪，可以食用一些疏肝理气、令人欢快的食物和药材，如香蕉（P100）、菠菜（P032）、樱桃（P111）、南瓜（P044）、黄花菜（P038）、合欢皮（173）等。

同时，气郁体质者可以使用一些活血的药材，如当归（P189）、何首乌（P172）、阿胶（P191）、白芍（P190）等，以通畅体内气血，促进营养吸收。

另外，气郁体质者可以食用一些缓解压力的食物，如西红柿（P053）、小麦（P130）、菠萝（P110）、胡萝卜（P056）等。

🖐 气郁体质者忌食食物

气郁体质者忌食辛辣助热之品，如油炸、烧烤、火锅等，以防诱使气郁化火，或痰结；不宜食难消化、油腻厚味之品，如巧克力、豆类、生洋葱、板栗、薯类等，以防气机壅滞。

气郁体质的调理食疗方

合欢皮猪肝汤

【材料】猪肝150克，合欢皮12克

【调料】料酒、姜丝、葱段、盐、味精各适量

【做法】①猪肝切片，反复洗净，用盐、料酒稍腌渍。②将合欢皮置于砂锅中，加入适量清水煎煮约20分钟。③将猪肝、姜丝、葱段入锅中与药汁一起煮熟，加盐、味精调味即可。

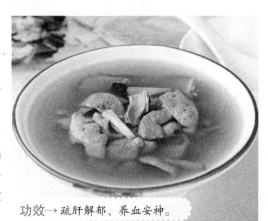

功效→疏肝解郁、养血安神。

小麦黑豆粥

【材料】小麦仁60克，黑豆20克，瘦肉50克

【调料】葱丝、姜丝、盐各适量

【做法】①小麦、黑豆分别洗净，充分浸泡；瘦肉洗净切块。②瘦肉入锅，加清水、盐、姜丝、葱丝，大火煮沸，下入小麦和黑豆。③煮至小麦仁、黑豆熟软，加盐调味即可。

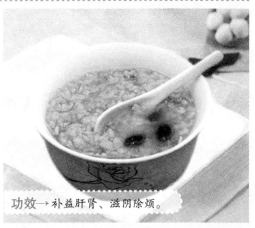

功效→补益肝肾、滋阴除烦。

什锦刀豆

【材料】刀豆、山药、莲藕、南瓜各100克，马蹄4个，圣女果3个

【调料】盐适量

【做法】①刀豆除去蒂及老筋，沸水焯至熟透；山药、莲藕、马蹄、南瓜去皮洗净，切片；圣女果洗净。②油锅上火加热，放入所有原材料，用旺火炒熟，调入盐即成。

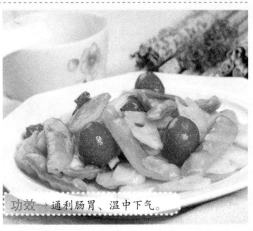

功效→通利肠胃、温中下气。

特禀体质

特禀体质是由于禀赋不足或禀赋遗传等因素造成的特殊体质，包括易过敏与各种先天疾病、缺陷。特禀体质者常会有鼻塞、流鼻涕或流眼泪等表现，常出现腹痛、恶心、腹泻等症状。因此，特禀体质者应以益气固表、调补脾肺肾为原则。

特禀体质的特征

身体特征： 特禀体质者一般无特殊；先天禀赋异常者或有畸形，或有生理缺陷。

精神特征： 紧张、压抑、抑郁等情绪有时会加重过敏表现。

易患病症： 过敏性鼻炎、哮喘、荨麻疹、湿疹、过敏性紫癜、牛皮癣等。

调理重点： 益气固表，养血防风。

特禀体质者宜食食物

在饮食上特禀体质者可以食用一些补益正气的食物，如糯米（P129）、莲藕（P078）、玉米（P132）、红枣（P135）、核桃（P138）、鸡肉（P071）、杏仁（P139）等。

同时，特禀体质者可以服用益气固表的中药材，以增强身体的抵抗力，如人参（P174）、党参（P177）、当归（P189）、白芷（P202）等。

另外，特禀体质者可以食用一些清淡的蔬菜水果，以减少引发疾病的机会，如胡萝卜（P056）、香菇（P119）、花菜（P041）、蜂蜜（P143）等。

特禀体质者忌食食物

特禀体质者应忌食生冷、辛辣、肥甘油腻及各种"发物"，如鱼、虾、螃蟹、辣椒、肥肉、浓茶、咖啡等，以免引发宿疾。少食荞麦、蚕豆、白扁豆、牛肉、鹅肉、鲤鱼、茄子等含致敏物质的食物。

🤚 特禀体质的调理食疗方

杏仁鸡汤

【材料】杏仁20克，鸡腿肉50克

【调料】盐、薄荷叶各适量

【做法】①将薄荷叶洗净，切碎；杏仁洗净；鸡腿洗净斩块备用。②净锅上火，倒入水，下入鸡块余水洗净待用。③锅置火上倒入水，下入鸡块、杏仁、清水烧沸煲至熟，调入盐，撒上薄荷叶即可。

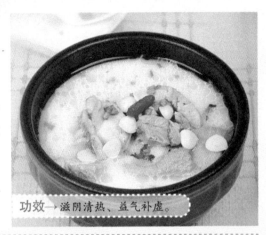

功效→滋阴清热、益气补虚。

甘草麦红枣瘦肉汤

【材料】瘦肉400克，甘草、小麦、红枣各适量

【调料】盐3克

【做法】①瘦肉洗净，切件，余去血水；甘草、小麦、红枣均洗净备用。②将瘦肉、甘草、小麦、红枣放入锅中，加入适量清水，大火煮开，转小火炖2小时，调入盐即可食用。

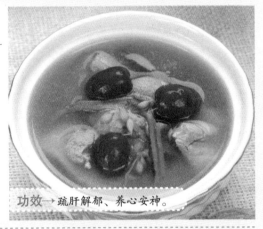

功效→疏肝解郁、养心安神。

西蓝花香菇粥

【材料】西蓝花35克，鲜香菇20克，胡萝卜20克，大米100克

【调料】盐2克

【做法】①大米洗净；西蓝花洗净，撕成小朵；胡萝卜洗净切块；香菇洗净切条。②将大米放入锅中，用大火煮至米粒绽开后，放入西蓝花、胡萝卜、香菇。③改用小火，加入盐调味即可。

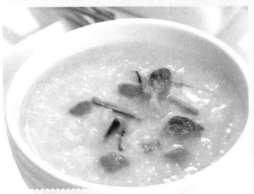

功效→清热润肺、润肠明目。

无花果煲羊肚

【材料】无花果15克，羊肚1个，蜜红枣适量

【调料】醋、盐、鸡精各适量

【做法】①羊肚加盐、醋反复擦洗，用清水冲洗；无花果、蜜红枣洗净。②将羊肚汆去血水。③将所有食材一同放入砂煲中，加清水，大火煲滚后改小火煲2小时，至猪肚软烂后调入盐、鸡精即可。

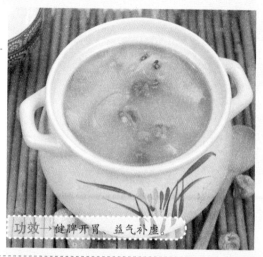

功效→健脾开胃、益气补虚。

糯米藕丸

【材料】莲藕300克，糯米50克

【调料】盐3克，淀粉、香油各适量

【做法】①莲藕去皮洗净，剁蓉；糯米洗净。②将剁好的莲藕与淀粉，加适量清水、盐，搅成泥状，做成丸子，然后粘上糯米，入蒸锅蒸熟取出摆盘，淋上香油即可。

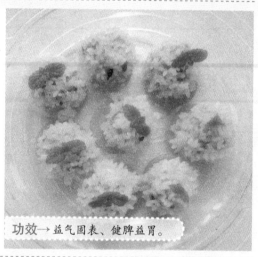

功效→益气固表、健脾益胃。

蜂蜜西红柿

【材料】西红柿1个

【调料】蜂蜜适量

【做法】①西红柿洗净，用刀在表面轻划，分切成几等份，但不切断。②将西红柿入沸水锅中稍烫后捞出。③沸水中加入蜂蜜煮开。④将煮好的蜜汁淋在西红柿上即可。

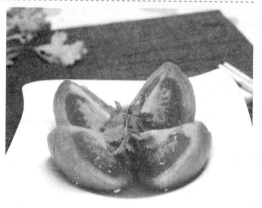

功效→清热利尿、润肠降压。

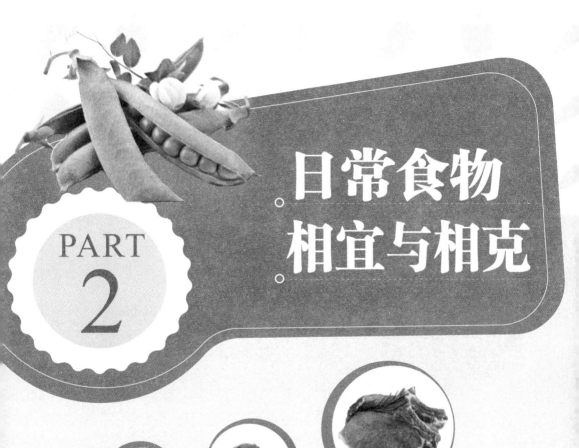

日常食物
相宜与相克

PART
2

我们身体所需的营养来自于各类食物，如果长期饮食单一，或食用搭配不当的食物，时间久了，就会出现营养缺失或营养不良，甚至还可能产生毒副作用，吃出疾病，甚至危害生命。因此，在食用日常食物时，我们也应多多了解食物的搭配，这样有利于保持营养均衡，保障身体健康。

蔬菜类

蔬菜是人们日常饮食中必不可少的食材之一。蔬菜含有多种维生素、矿物质、微量元素以及其他植物化学物质等，它不仅是低糖、低盐、低脂的健康食物，同时还对多种疾病有预防作用。

菠菜

别　　名	红根菜、鹦鹉菜、波斯草、菠薐菜。
营养成分	胡萝卜素、铁、膳食纤维、叶酸等。
养生功效	滋阴补血、养肝明目。

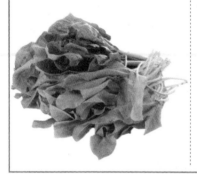

适宜人群：适宜胆结石、更年期综合征、痛经、糖尿病、高血压、便秘、贫血、坏血病患者。

不宜人群：肾炎、肾结石、肝硬化患者。

烹饪提示：菠菜含有草酸，草酸与钙质结合易形成草酸钙，它会影响人体对钙的吸收。在吃菠菜前，可先用开水烫一下，可以除掉80%以上的草酸。

宜搭配的食物及功效

菠菜+猪肝
猪肝与菠菜富含叶酸与铁，可预防贫血

菠菜+胡萝卜
保持心血管畅通

菠菜+鸡血
鸡血与菠菜营养丰富，可净化血液

菠菜+鸡蛋
鸡蛋与菠菜富含优质蛋白质，可预防贫血
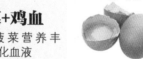

忌搭配的食物及原因

菠菜+牛肉
两者的营养素相互作用，会降低其营养

菠菜+豆腐
菠菜含草酸，与钙结合会形成草酸钙

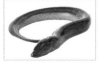
菠菜+鳝鱼
菠菜性冷，鳝鱼性温，性味冲突

菠菜+黄瓜
菠菜与黄瓜同食，会破坏维生素C的吸收
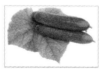

大白菜

别　　名	白菜、黄芽菜、黄矮菜、菘。
营养成分	蛋白质、脂肪、多种维生素等。
养生功效	通利肠胃、清热解毒、止咳化痰、利尿养胃。

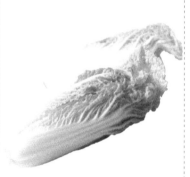

适宜人群： 一般人群均可食用，尤其适宜糖尿病、胆结石、甲亢、心悸、痛风、风湿性关节炎、便秘、感冒患者。

不宜人群： 寒性体质、肠胃功能不佳、慢性肠胃炎患者，腹泻者，肺热咳嗽者慎食。

烹饪提示： 切白菜时，宜顺丝切，这样白菜易熟；宜用大火快炒；白菜的做法有熘、炝、烧、炒、拌、做馅、腌等。

宜搭配的食物及功效

 大白菜+猪肉
补充营养，促进肠胃蠕动

 大白菜+黑木耳
富含粗纤维，有润肠、促进排毒的作用

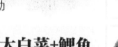 **大白菜+鲤鱼**
营养丰富，有利水消肿、通乳的功效

 大白菜+板栗
健胃、补肾，去除雀斑和黑眼圈

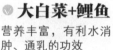 **大白菜+黄豆**
消食化积，开胃，预防乳腺癌

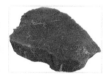 **大白菜+牛肉**
暖胃消食，补虚养身，调理肢寒畏冷

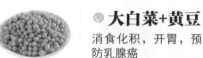 **大白菜+海带**
润肠，促进排毒，防止碘不足

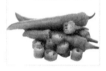 **大白菜+青椒**
增进食欲，促进肠蠕动

忌搭配的食物及原因

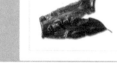 **大白菜+兔肉**
易导致呕吐或腹泻

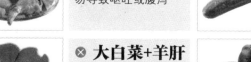 **大白菜+黄瓜**
黄瓜有维生素分解酶，会降低营养价值

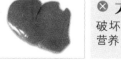 **大白菜+羊肝**
破坏维生素C，降低营养

 大白菜+山竹
两者的性味都偏寒凉，多食对身体不利

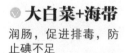

包菜

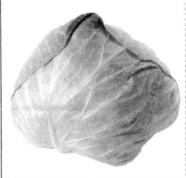

别　名	圆白菜、卷心菜、结球甘蓝、莲花白。
营养成分	蛋白质、脂肪、碳水化合物、维生素C等。
养生功效	补骨髓、润脏腑、益心力、利脏器。

适宜人群：一般人群均可食用，特别适合胃及十二指肠溃疡患者、糖尿病患者、容易骨折的老年人。

不宜人群：皮肤瘙痒性疾病、咽部充血患者。包菜含有粗纤维量多，且质硬，故脾胃虚寒、泄泻以及小儿脾弱者不宜多食。

烹饪提示：炒包菜一定要大火快炒，起锅时以菜八成熟为佳，这样入口才够脆够嫩。

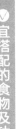

宜搭配的食物及功效

♥ 包菜+西红柿
促进血液循环，益气生津

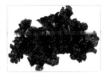
♥ 包菜+黑木耳
健胃补脑，强身生津，增强人体免疫力

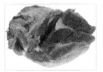
♥ 包菜+猪肉
补充营养，润肠胃，生津健身

♥ 包菜+胡萝卜
两者都富含维生素，可减少癌细胞的产生

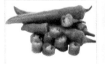
♥ 包菜+辣椒
帮助消化，促进食欲

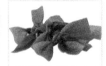
♥ 包菜+海带
防止碘不足

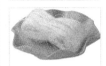
♥ 包菜+粉丝
排毒，抗衰老

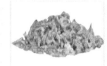
♥ 包菜+虾米
营养互补，可补肾壮阳、强壮身体

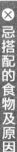

忌搭配的食物及原因

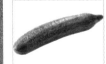
✖ 包菜+黄瓜
影响维生素C的吸收，降低营养价值

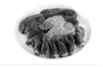

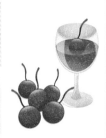

✖ 包菜+醋
包菜中的叶酸在酸性环境中易被破坏

✖ 包菜+动物肝脏
动物肝脏富含铜和铁，会破坏维生素C

生菜

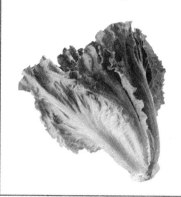

别　　名	叶用莴笋、鹅仔菜、莴仔菜。
营养成分	糖类、蛋白质、莴苣素、维生素C等。
养生功效	消脂减肥、增进食欲、驱寒利尿。

适宜人群：一般人群均可食用，尤其适宜胃病患者、肥胖者、高胆固醇患者、神经衰弱者、肝胆病患者、维生素C缺乏者。

不宜人群：脾胃虚寒、肠滑不固、尿频者慎食。

烹饪提示：无论是炒还是煮生菜，操作时间都不宜过长，急火快炒有助保持生菜脆嫩的口感。

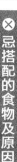
宜搭配的食物及功效

♥ 生菜+鸡蛋
滋阴润燥、清热解毒

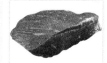
♥ 生菜+牛肉
补血强身，促进代谢，增强免疫力

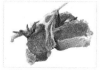
♥ 生菜+羊肉
清肝利胆、补益脾肾、强身健体

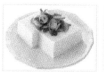
♥ 生菜+豆腐
两者同为低脂食物，有减肥健美的作用

♥ 生菜+海带
促进铁的吸收

♥ 生菜+蘑菇
清热安神、清肝利胆、止咳化痰

♥ 生菜+猪肝
补铁补血，调节和改善贫血症

♥ 生菜+大蒜
杀菌消炎、降血压、降血脂、降血糖

忌搭配的食物及原因

✖ 生菜+醋
破坏生菜的维生素，损伤牙齿

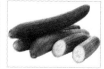
✖ 生菜+黄瓜
破坏维生素C，降低营养

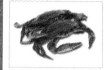
✖ 生菜+螃蟹
维生素C可导致螃蟹里的砷转换成有毒物质

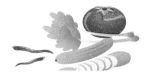

韭菜

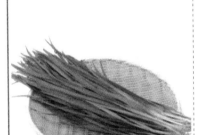

别　　名	韭、丰本、扁菜、懒人菜、起阳草。
营养成分	蛋白质、膳食纤维、维生素C、胡萝卜素等。
养生功效	补肾壮阳、益肝健胃、行气理血。

适宜人群： 一般人群均能食用，尤适宜便秘、痔疮患者，及孕早期妇女，产后乳汁不足女性，小儿麻疹后期、患有疥疮和狐臭、寒性体质等人群。

不宜人群： 口腔溃疡者，口角湿白者，齿龈出血、牙齿松动者，肝硬化、癌症患者慎食。

烹饪提示： 烹调韭菜时需要急火快炒起锅，稍微加热过火，便会失去韭菜风味。

宜搭配的食物及功效

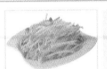 **韭菜+黄豆芽** 通肠利便，解除人体内的热毒

 韭菜+豆腐 促进肠道蠕动，治疗便秘

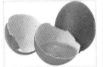 **韭菜+鸡蛋** 补肾行气、止痛

 韭菜+鹌鹑蛋 温肾养血、健脾和胃、止咳定喘

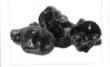 **韭菜+木耳** 补铁清肠、益智健脑、滋养强壮

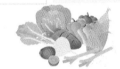

忌搭配的食物及原因

 韭菜+蜂蜜 易导致腹泻

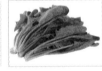 **韭菜+菠菜** 同食有滑肠作用，易引起腹泻

 韭菜+牛肉 同食易令人发热动火

 韭菜+牛奶 韭菜含草酸多，会降低牛奶中钙的吸收

 韭菜+白酒 同食易令人发热动火

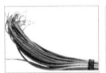 **韭菜+蒜薹** 两者纤维含量都高，同食会影响消化

油菜

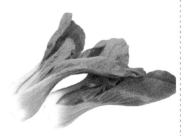

别　名	青江菜、上海青、油白菜。
营养成分	膳食纤维、维生素C、胡萝卜素、磷、镁等。
养生功效	活血化瘀、消肿解毒、润便利肠。

适宜人群：适宜口腔溃疡者，口角湿白者，齿龈出血、牙齿松动者，瘀血腹痛者，癌症患者。

不宜人群：孕早期妇女，小儿麻疹后期、患有疥疮和狐臭的人慎食。

烹饪提示：现切现做，急火快炒，既能保持口感鲜脆又能保证营养成分不被破坏。

宜搭配的食物及功效

◎ 油菜+鸡肉
强化肝功能，润泽肌肤，抵御皮肤过度角质化

◎ 油菜+豆腐
清肺止咳，增强机体免疫力

忌搭配的食物及原因

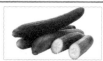

⊗ 油菜+山药
油菜破气，山药补气，同食会降低食疗功效

⊗ 油菜+黄瓜
破坏油菜中维生素C的吸收

空心菜

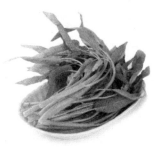

别　名	蕹菜、通心菜、无心菜、竹叶菜。
营养成分	蛋白质、维生素E、钙、钠等。
养生功效	清热凉血、利尿除湿、解毒。

适宜人群：适宜高血压、头痛、糖尿病、鼻血、便秘、淋浊、痔疮、痈肿等患者。

不宜人群：体质虚弱、脾胃虚寒、大便溏泄者忌食。

烹饪提示：空心菜遇热容易变黄，烹调时要充分热锅，大火快炒，不等叶片变软即可熄火盛出。

宜搭配的食物及功效

◎ 空心菜+鸡肉
降低人体对鸡肉中胆固醇的吸收

◎ 空心菜+鸡蛋
护眼、润肠、防癌、抗老

忌搭配的食物及原因

⊗ 空心菜+牛奶
空心菜富含草酸，会影响牛奶中钙质的吸收

⊗ 空心菜+奶酪
空心菜富含草酸，会影响奶酪中钙质的吸收

小白菜

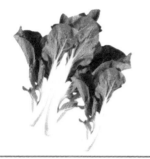

别　　名	青菜、油白菜、白菜秧。
营养成分	膳食纤维、胡萝卜素、维生素B₁、烟酸等。
养生功效	润泽皮肤、延缓衰老、防癌抗癌。

适宜人群： 一般人群均可食用，尤其适宜肺热咳嗽、便秘、丹毒、漆疮、疮疖等患者及缺钙者食用。

不宜人群： 脾胃虚寒、大便溏薄者慎食。

烹饪提示： 用小白菜制作菜肴，炒、煮时间不宜过长，以免损失营养。

宜搭配的食物及功效

小白菜+虾皮
营养互补，有助滋养身体，改善胃肠道功能

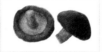

小白菜+香菇
营养丰富，可促进新陈代谢，提高机体适应力

忌搭配的食物及原因

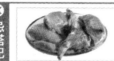

小白菜+兔肉
同食刺激性较强，肠胃较弱者容易腹泻和呕吐

小白菜+醋
容易造成小白菜中的营养流失

黄花菜

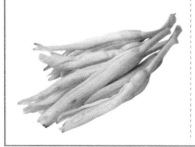

别　　名	金针菜、忘忧草、萱草花、健脑菜。
营养成分	蛋白质、纤维素、维生素C、胡萝卜素等。
养生功效	清热利尿、解毒消肿、止血除烦。

适宜人群： 情志不畅、甲亢、神经衰弱、健忘失眠者，气血亏损、体质虚弱、阳痿早泄者等。

不宜人群： 皮肤瘙痒症、支气管哮喘患者。

烹饪提示： 食用鲜黄花菜时，应先将其用开水焯过，再用清水浸泡2个小时以上，捞出用水洗净后再进行炒食，这样秋水仙碱就能破坏掉，食用鲜黄花菜就安全了。

宜搭配的食物及功效

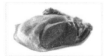

黄花菜+猪肉
生津止渴、利尿通乳、增强体质

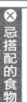

黄花菜+马齿苋
皆为清热解毒利湿之品，可治疗两目红肿等症

忌搭配的食物及原因

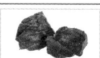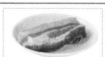

黄花菜+驴肉
驴肉与黄花菜同食，会产生毒素，有害健康

黄花菜+肥肉
肥肉会加重黄花菜本身的湿热性，导致上火

芹菜

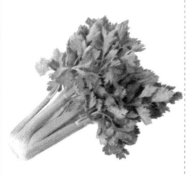

别　　名	旱芹、样芹菜、药芹、香芹、蒲芹。
营养成分	芹菜甙、有机酸、胡萝卜素、维生素C等。
养生功效	平肝降压、镇静安神、养血补虚。

适宜人群： 适宜甲亢、便秘、痛风、老年痴呆症、高血压、动脉硬化患者，缺铁性贫血者及经期妇女。

不宜人群： 芹菜性凉，质滑，故肝硬化患者，脾胃虚寒、肠滑不固者，血压偏低者，婚育期男士应少吃芹菜。

烹饪提示： 现切现做，急火快炒，既能保持口感鲜脆又能保证营养成分不被破坏。

宜搭配的食物及功效

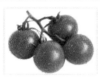

◎ 芹菜+西红柿
降血压、降血脂、健胃消食

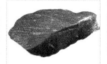

◎ 芹菜+牛肉
牛肉补脾胃，芹菜促食欲，同吃营养瘦身

◎ 芹菜+豆腐
清肠排毒、平肝降压、防癌抗癌

◎ 芹菜+豆干
同食可排毒清肠，便秘者适宜多食

◎ 芹菜+虾肉
营养互补，有平肝降压、增强体质的作用

◎ 芹菜+红薯
富含膳食纤维，有降脂、降压的作用

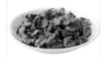

◎ 芹菜+核桃
营养丰富，有润肤美容、健美的作用

◎ 芹菜+红枣
两者都富含铁，有抗衰老、养血的作用

忌搭配的食物及原因

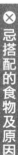

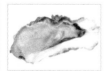

⊗ 芹菜+牡蛎
芹菜中的水溶性纤维会影响牡蛎中锌的吸收

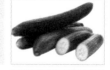

⊗ 芹菜+黄瓜
破坏维生素C，降低营养价值

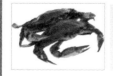

⊗ 芹菜+螃蟹
同吃会造成相互的蛋白质的吸收率下降

⊗ 芹菜+鸡肉
芹菜和鸡肉都是凉性的，同吃伤阳气

辣椒

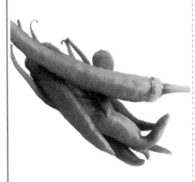

别　　名	青辣椒、尖辣椒、番椒、秦椒。
营养成分	辣椒碱、二氢辣椒碱、挥发油、蛋白质等。
养生功效	温中散寒、健胃消食、活血消肿。

适宜人群： 一般人群均可食用，尤适宜食欲不佳、伤风感冒、风湿性疾病患者。

不宜人群： 眼疾、胃肠炎、痔疮、动脉硬化、胆结石、缺铁性贫血、脂肪肝、心悸、便秘、骨质疏松症、更年期综合征、高血压、肺结核等病症患者忌食。

烹饪提示： 现切现做，急火快炒，既能保持口感鲜脆又能保证营养成分不被破坏。

✔ 宜搭配的食物及功效

辣椒+豆腐干
营养互补，有益智、美容、健脑等作用

辣椒+苦瓜
辣椒可制约苦瓜的寒性，美容养颜

辣椒+空心菜
辣椒可中和空心菜的寒性，还可降压止痛

辣椒+猪肉
辣椒中的物质能促进猪肉中脂肪的消化

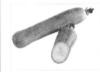
辣椒+丝瓜
辣椒可降低丝瓜的苦寒作用，去热明目

辣椒+虾
同食可促进消化，减少胆固醇，保护血管

✖ 忌搭配的食物及原因

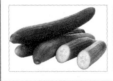
✖ 辣椒+黄瓜
黄瓜会破坏辣椒中的维生素C，降低营养

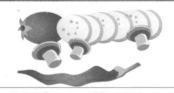

☆ 小贴士 ☆

辣椒为一年生或多年生草本植物，特点是果实较大，作蔬菜食用而不作为调味料。由于它翠绿鲜艳，新培育出来的品种还有红、黄、紫等多种颜色，因此不但能自成一菜，还被广泛用于配菜。

花菜

别　　名	花椰菜、椰花菜、花甘蓝、洋花菜。
营养成分	蛋白质、碳水化合物、脂肪、膳食纤维等。
养生功效	清化血管、解毒保肝、抗癌防癌。

适宜人群：一般人群均可食用，尤适宜食欲不振者、大便干结者、少年儿童、癌症患者。

不宜人群：尿路结石、红斑狼疮患者忌食。

烹饪提示：花菜焯水后，应放入凉开水内过凉，捞出沥净水再用。另外，烧煮和加盐时间不宜过长，才不致丧失和破坏防癌抗癌的营养成分。

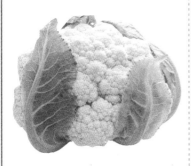

宜搭配的食物及功效

花菜+牛肉
同食可促进吸收维生素B$_{12}$

花菜+胡萝卜
两者都富含胡萝卜素，可防癌抗癌

花菜+香菇
同食可促进排毒，提高身体免疫力

花菜+西红柿
降血脂、降血压

花菜+猪肉
同食可提高蛋白质的吸收率

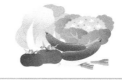

忌搭配的食物及原因

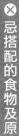

花菜+猪肝
花菜会阻碍猪肝中铁、锌等的吸收

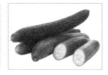
花菜+黄瓜
花菜中的维生素C会被黄瓜中的物质破坏

花菜+牛奶
花菜会阻碍人体对牛奶中钙的消化吸收

花菜+香椿
香椿富含钙，花菜会影响钙质的吸收

☆小贴士☆

花菜虽然营养丰富，但常有残留的农药，还容易生菜虫，所以在吃之前，可将花菜放在盐水里浸泡几分钟，菜虫就跑出来了，还可有助于去除残留农药。

苦瓜

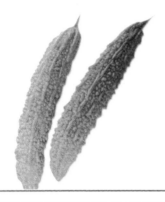

别　　名	凉瓜、癞瓜。
营养成分	蛋白质、碳水化合物、脂肪、膳食纤维等。
养生功效	清热消暑、养血益气、补肾健脾。

适宜人群： 一般人群均可食用，尤适宜糖尿病、癌症、痱子患者。

不宜人群： 苦瓜性寒，所以脾胃虚弱、患肩周炎的人更要少吃苦瓜。另外，苦瓜含奎宁，会刺激子宫收缩，引起流产，孕妇也要慎食苦瓜。

烹饪提示： 切好的苦瓜放入开水中焯一下，或放在无油的热锅中干煸一会，或用盐腌一下，都可减轻它的苦味。

宜搭配的食物及功效

苦瓜+辣椒
同食可中和性味，排毒瘦身、抗衰老

苦瓜+鸡蛋
营养互补，对骨骼、牙齿的健康有帮助

苦瓜+猪肝
功力相辅，同食有利清热解毒、防癌抗癌

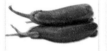
苦瓜+茄子
功力相辅，可去痛活血，保护心脑血管

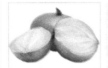
苦瓜+洋葱
同食可降血糖，刺激胰岛素释放的功能

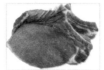
苦瓜+瘦肉
提高人体对铁元素的吸收，补血养身

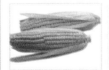
苦瓜+玉米
同食可清热祛心火、补气益精、止渴消暑

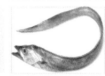
苦瓜+带鱼
同食可以降低转氨酶，保护肝脏

忌搭配的食物及原因

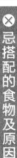

⊗ 苦瓜+山竹
苦瓜和山竹同属寒性食物，同吃有损阳气

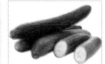
⊗ 苦瓜+黄瓜
破坏维生素C，降低营养价值

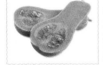
⊗ 苦瓜+南瓜
影响维生素C的吸收

⊗ 苦瓜+牛奶
形成草酸钙，阻碍人体对钙的吸收

黄瓜

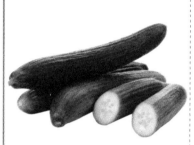

别　　名	胡瓜、王瓜、刺瓜。
营养成分	碳水化合物、脂肪、膳食纤维等。
养生功效	解毒消肿、生津止渴、健脑安神。

适宜人群： 一般人群均可食用，尤适宜热病患者，肥胖、高血压、高脂血症、水肿、癌症、甲亢、痛风、老年痴呆症、嗜酒者及糖尿病患者。

不宜人群： 腹痛、腹泻、肺寒咳嗽者忌食；肝病、心血管病、肠胃病患者慎食。

烹饪提示： 黄瓜尾部含有较多的苦味素，苦味素有抗癌的作用，所以不宜把黄瓜尾部全部丢掉。

宜搭配的食物及功效

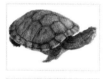
黄瓜+甲鱼
功能相辅，可促进排毒、降低胆固醇

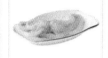
黄瓜+鱿鱼
功能相辅，可补充营养，增强人体免疫力

黄瓜+大蒜
同食有助清除脂肪、排毒美容

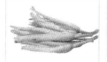
黄瓜+黄花菜
可改善不良情绪

黄瓜+蜂蜜
营养丰富，有润肠通便、清热解毒的作用

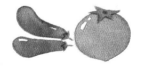

忌搭配的食物及原因

黄瓜+柑橘
破坏维生素C，降低营养价值

黄瓜+小白菜
破坏维生素C，降低营养价值

黄瓜+花生
一起吃易导致腹泻

黄瓜+香菜
破坏维生素C，降低营养价值

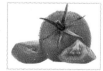
黄瓜+西红柿
同食可使其中的维生素C遭到破坏

黄瓜+花菜
花菜中的维生素C会被黄瓜中的分解酶破坏

南瓜

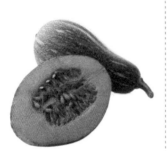

别　　名	麦瓜、番瓜、倭瓜、金冬瓜。
营养成分	膳食纤维、维生素C、果胶、钾等。
养生功效	消炎止痛、解毒杀虫、降血糖、降血压。

适宜人群：适宜肝硬化、慢性肾功能衰竭、糖尿病、动脉硬化、胃黏膜溃疡、肋间神经痛等患者。

不宜人群：有脚气、黄疸、时病疳症、下痢胀满、产后痧痘、气滞湿阻病症患者慎食。

烹饪提示：南瓜所含的类胡萝卜素耐高温，加油脂烹炒，更有助于人体摄取吸收。

✅ 宜搭配的食物及功效

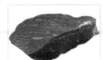 **♥ 南瓜+牛肉**
营养互补，有健胃益气、治咳止喘的作用

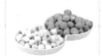 **♥ 南瓜+莲子**
降低血压，可治疗糖尿病、冠心病等症

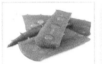 **♥ 南瓜+芦荟**
同食可嫩白皮肤

 ♥ 南瓜+猪肉
同食可补肾养血，预防糖尿病

 ♥ 南瓜+红枣
同食可增强补中益气、收敛肺气的功效

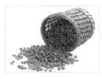 **♥ 南瓜+绿豆**
功效相辅，可清热解毒、生津止渴

❌ 忌搭配的食物及原因

 ✕ 南瓜+辣椒
破坏维生素C，降低营养

 ✕ 南瓜+羊肉
两者同食，容易令人肠胃气壅

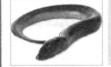 **✕ 南瓜+鳝鱼**
两者同食可引起滞气，导致身体不适

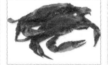 **✕ 南瓜+螃蟹**
两者同食，会降低南瓜降血压的作用

 ✕ 南瓜+虾
同食容易引起腹泻、腹胀

 ✕ 南瓜+油菜
破坏维生素C，降低营养

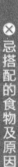

冬瓜

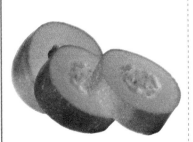

别　　名	白瓜、水芝、地芝、枕瓜、濮瓜、白冬瓜。
营养成分	膳食纤维、糖类、胡萝卜素、钙、磷、铁等。
养生功效	减肥降脂、润肤美容、防癌抗癌、护肾。

适宜人群：一般人群均可食用，尤适宜甲亢、肝硬化、肾病、水肿、脚气、小便不利、癌症、糖尿病、冠心病等病症患者。

不宜人群：脾胃虚弱、肾脏虚寒、久病滑泄、阳虚肢冷患者慎食。

烹饪提示：冬瓜是一种解热利尿比较理想的日常食物，连皮一起煮汤，效果更明显。

宜搭配的食物及功效

冬瓜+海带
降血压、降血脂

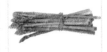
冬瓜+芦笋
降低血脂、降压

冬瓜+火腿
治疗小便不爽，增强机体免疫力

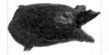
冬瓜+甲鱼
两者同食能加速脂肪的分解，减肥瘦身

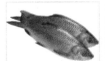
冬瓜+鲢鱼
同食补中气、下乳，可治疗产后乳汁不足

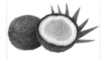
冬瓜+椰子
两者同食可清热利尿、减肥瘦身

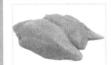
冬瓜+鸡肉
两者营养互补，有清热利尿、美容的作用

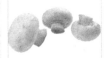
冬瓜+口蘑
同食利小便，有利水消肥的作用

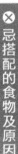忌搭配的食物及原因

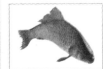
冬瓜+鲫鱼
同食会使尿量增多，容易导致身体脱水

冬瓜+醋
同食时醋酸会破坏冬瓜中的营养成分

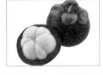
冬瓜+山竹
两者皆性寒，同食易损伤阳气

冬瓜+猪肝
影响维生素的吸收，降低营养价值

丝瓜

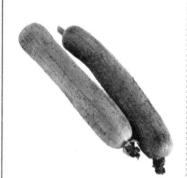

别　　名	蜜瓜、布瓜、天吊瓜、纯阳瓜、倒阳菜。
营养成分	膳食纤维、维生素C、烟酸、B族维生素等。
养生功效	凉血解毒、通筋活络、健脑美容。

适宜人群： 一般人群均可食用，尤适宜甲亢、风湿性关节炎、月经不调者，身体疲乏、痰喘咳嗽，产后乳汁不通的妇女。

不宜人群： 丝瓜性寒滑，多食易致泄泻，故孕妇、体虚内寒、腹泻者不宜多食。

烹饪提示： 丝瓜汁水丰富，宜现切现做，以免营养成分随汁水流走。

宜搭配的食物及功效

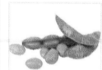
丝瓜+毛豆
同食可清热祛痰，防治便秘、口臭

丝瓜+菊花
同食可清热养颜、洁肤除雀斑

丝瓜+鸡肉
两者同食能祛除油腻，补充蛋白质

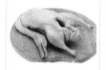
丝瓜+鸭肉
同食能清热利肠、消暑解热

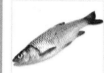
丝瓜+草鱼
同食可平肝祛风，适用于高血压症

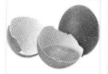
丝瓜+鸡蛋
同食可温中补虚、滋阴润燥、养血通乳

丝瓜+虾
养心润肺、润肤

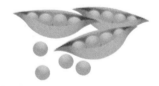

忌搭配的食物及原因

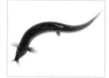
丝瓜+泥鳅
易破坏丝瓜中的维生素B₁，降低营养

丝瓜+竹笋
会破坏丝瓜中的类胡萝卜素，降低营养

雪里蕻

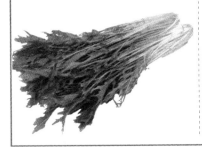

别　　名	雪里红、腌雪菜、雪里翁。
营养成分	脂肪、膳食纤维、维生素C、钠、钾、钙等。
养生功效	温中利气、醒脑提神、防癌抗癌。

适宜人群： 适宜咳嗽多痰者、牙龈肿烂者、便秘者。

不宜人群： 雪里蕻含大量粗纤维，不易消化，肝硬化、小儿消化功能不全者不宜多食。

烹饪提示： 雪里蕻一般不宜鲜食，将其腌制后有一种特殊鲜味和香味，能促进胃、肠消化功能，增进食欲，可用来开胃，帮助消化。

宜搭配的食物及功效

雪里蕻+猪肝
同食有助于人体对钙的吸收

雪里蕻+生姜
生姜和雪里蕻一起食用，可起到祛寒止咳的功效

忌搭配的食物及原因

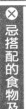

雪里蕻+醋
破坏胡萝卜素，降低营养价值

雪里蕻+鲫鱼
功能相冲，同食易刺激肺肾，引发水肿

茼蒿

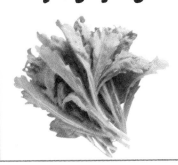

别　　名	蒿菜、菊花菜、茼笋、茼莴菜、春菊、艾菜。
营养成分	氨基酸、脂肪、蛋白质、钠、钾等。
养生功效	去除胆固醇、降血压、通肠健胃。

适宜人群： 适宜咳嗽痰多、肠胃不和、记忆力减退、习惯性便秘患者。

不宜人群： 胃虚腹泻者慎食。

烹饪提示： 茼蒿中的芳香精油遇热易挥发，烹调时应以旺火快炒。

宜搭配的食物及功效

茼蒿+鸡蛋
帮助人体充分吸收维生素A

茼蒿+猪肉
同食可促进茼蒿中的脂溶性维生素的吸收

忌搭配的食物及原因

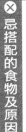

茼蒿+醋
醋酸会破坏茼蒿中的叶绿素，降低营养价值

茼蒿+胡萝卜
破坏维生素C，降低营养

苋菜

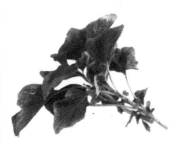

别　　名	雁来红、三色苋、绵苋、青香苋。
营养成分	蛋白质、维生素C、铁、钙、赖氨酸等。
养生功效	清肝解毒、凉血散瘀、防止肌肉痉挛。

适宜人群： 适宜老人、儿童、女性、减肥者、急慢性肠炎患者、痢疾患者、大便秘结者、临产孕妇。

不宜人群： 消化不良者，腹满、肠鸣、大便稀薄等脾胃虚寒者慎食。

烹饪提示： 在炒苋菜时可能会出很多水，所以在炒制过程中可以不用加水。

宜搭配的食物及功效

❤ 苋菜+猪肝

营养互补，有补肝、养血、明目的作用

❤ 苋菜+鸡蛋

营养互补，有滋阴润燥、清热解毒的作用

忌搭配的食物及原因

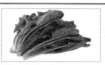

✖ 苋菜+菠菜

降低营养价值

✖ 苋菜+牛奶

影响钙的吸收

西葫芦

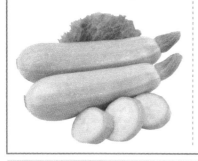

别　　名	美洲南瓜、云南小瓜、菜瓜、荨瓜。
营养成分	碳水化合物、维生素C、钾、磷、钙等。
养生功效	消肿散结、润泽肌肤、抗癌防癌。

适宜人群： 一般人群都可食用，尤其适合糖尿病、水肿、腹胀、甲亢患者。

不宜人群： 西葫芦性凉，不宜生吃。脾胃虚寒者不宜食用。

烹饪提示： 西葫芦富含水分，烹调时不宜煮得太烂，以免营养损失。

宜搭配的食物及功效

❤ 西葫芦+鸡蛋

同食可促进动物蛋白的吸收

❤ 西葫芦+洋葱

洋葱和西葫芦同食可降压降脂

忌搭配的食物及原因

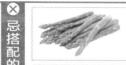

❤ 西葫芦+豆腐

两者热量皆低，同食可调节人体代谢，减肥美容

✖ 西葫芦+芦笋

两者皆性凉，同食容易加重脾胃虚寒

芦笋

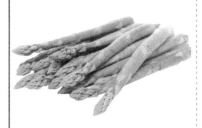

别　名	露笋、石刁柏、芦尖、龙须菜。
营养成分	脂肪、膳食纤维、维生素C、钾、磷等。
养生功效	降低血压、改善心血管功能、增进食欲。

适宜人群：适宜肝硬化、痛风、高血压、高脂血症、癌症、动脉硬化患者，贫血、肥胖、习惯性便秘者及肝功能不全、肾炎水肿、尿路结石者。

不宜人群：痛风者忌食。

烹饪提示：芦笋中的叶酸很容易被破坏，所以若用来补充叶酸应避免高温烹煮。

宜搭配的食物及功效

芦笋+猪肉
芦笋中的叶酸能够促进人体对猪肉中维生素B$_{12}$的吸收

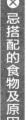

芦笋+沙拉酱
同食可消除疲劳、促进肠胃蠕动、美化肌肤

忌搭配的食物及原因

⊗芦笋+胡萝卜
破坏维生素，导致营养流失

⊗芦笋+西葫芦
两者皆性冷，同食容易加重脾胃虚寒

莴笋

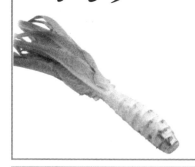

别　名	千金菜、茎用莴苣、青笋、莴菜、香马笋。
营养成分	胆碱、烟酸、维生素C、维生素E、钾等。
养生功效	宽肠通便、强壮身体、防癌抗癌。

适宜人群：适宜小便不通、水肿、糖尿病、神经衰弱症、痛风、高血压、失眠患者；妇女产后缺奶或乳汁不通者。

不宜人群：多动症儿童，眼病、脾胃虚寒、腹泻便溏者。

烹饪提示：莴笋怕咸，盐要少放才好吃。

宜搭配的食物及功效

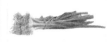 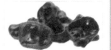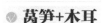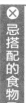

莴笋+蒜苗
同食能降压降脂，预防高血压

莴笋+木耳
两者同食可利尿通便、调节血脂

忌搭配的食物及原因

⊗莴笋+蜂蜜
两者同食容易引起腹泻

⊗莴笋+奶酪
两者同食容易引起消化不良

竹笋

别　名	笋、毛笋、竹芽、竹萌。
营养成分	磷、铁、胡萝卜素、维生素B₁、糖类等。
养生功效	益气和胃、治消渴、利水、利膈爽胃。

适宜人群：一般人群均可食用，尤适宜肥胖者、习惯性便秘者、糖尿病患者、心血管疾病患者。

不宜人群：慢性肾炎、泌尿系结石、胃溃疡、胃出血、肝硬化、肠炎者、尿路结石者、低钙、骨质疏松症、佝偻病人慎食；儿童不宜多食。

烹饪提示：竹笋用温水煮好后熄火，自然冷却，再用水冲洗，可去除涩味。

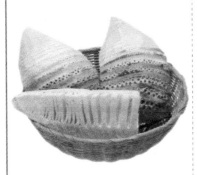

宜搭配的食物及功效

竹笋+鸡蛋
营养互补，有助维持皮肤、消化系统健康

竹笋+鲫鱼
两者皆为低脂、助消化食物，可益气健脾

竹笋+鸡肉
两者皆为低脂、低糖食物，同食有助消脂

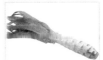

竹笋+莴笋
两者皆有降脂降压的作用，有助治疗肺热

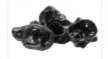

竹笋+木耳
两者皆为多纤维食物，同食可清热泻火

竹笋+枸杞
治疗咽喉疼痛

忌搭配的食物及原因

⊗ 竹笋+红糖
形成赖氨酸糖基，对人体不利

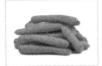

⊗ 竹笋+胡萝卜
竹笋中的黄酮、固醇等会破坏胡萝卜素

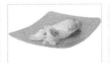

⊗ 竹笋+墨鱼
同食会降低钙的吸收

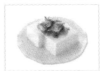

⊗ 竹笋+豆腐
竹笋中含大量草酸，易与钙结合形成结石

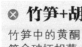

☆小贴士☆

竹笋适宜在低温条件下保存，但不宜保存过久，否则质地变老会影响口感，建议保存1周左右。

山药

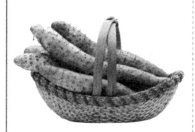

别　　名	薯蓣、山芋、诸薯、延草、薯药。
营养成分	碳水化合物、维生素C、烟酸、钾、磷等。
养生功效	滋肾益精、降低血糖、益志安神。

适宜人群：适宜糖尿病、冠心病、动脉硬化、慢性肾功能衰竭、痛经、慢性肾炎、慢性支气管炎等疾病患者。

不宜人群：大便燥结者，山药有收涩的作用，故大便燥结者不宜食用；另外有实邪者忌食山药。

烹饪提示：做山药泥时，将山药先洗净，再煮熟去皮，这样不麻手，而且山药洁白如玉。削皮的山药可以放入醋水中，以防止变色。

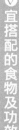
宜搭配的食物及功效

 山药+芝麻
同食可增强补钙功效，预防骨质疏松

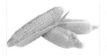 **山药+玉米**
同食可促进营养吸收，增强人体免疫力

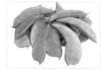 **山药+扁豆**
增强人体免疫力

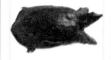 **山药+甲鱼**
同食可增强补脾胃、益心肺、滋肝肾之效

山药+红枣
两者皆为补脾佳品，同食可养胃、补血

 山药+羊肉
两者皆为温补之品，同食可治虚寒症

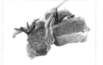 **山药+鸭肉**
同食可增强滋阴之效，消除肉的油腻感

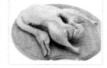 **山药+银耳**
同食可增强滋阴润肺、养颜美容之效

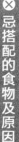
忌搭配的食物及原因

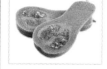 ❌ **山药+猪肝**
猪肝中的铁离子会破坏山药中的维生素C

❌ **山药+黄瓜**
破坏维生素C，降低营养价值

❌ **山药+南瓜**
南瓜中含维生素C分解酶，会破坏营养

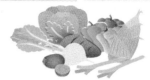

土豆

别　　名	山药蛋、洋番薯、洋芋、马铃薯。
营养成分	维生素C、叶酸、烟酸、维生素E、钾等。
养生功效	降糖降脂、美容养颜、利水消肿。

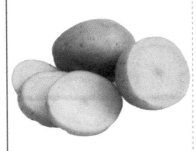

适宜人群： 适宜缺铁性贫血、痛风、风湿性关节炎、皮肤瘙痒、急性肠炎患、习惯性便秘者，皮肤湿疹患者，心脑血管疾病患者和妇女白带者。

不宜人群： 糖尿病患者，腹胀、冠心病者慎食。

烹饪提示： 土豆切块，冲洗完之后要先晾干，再放到锅里炒，这样它就不会粘在锅底了。煮土豆时，先在水里加几滴醋，土豆的颜色就不会变黑了。

♥ 宜搭配的食物及功效

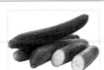
♥ 土豆+黄瓜
有利身体健康

♥ 土豆+豆腐
同食可促进消化，全面补充营养

♥ 土豆+豆角
同食可增强健脾、和胃、除烦、润燥之效

♥ 土豆+醋
醋的酸性作用可分解龙葵素，从而解毒

♥ 土豆+牛奶
营养互补，同食可润泽、美白肌肤

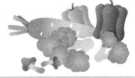

❌ 忌搭配的食物及原因

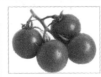
❌ 土豆+西红柿
两者在体内会产生不溶于水的沉淀

❌ 土豆+石榴
一起吃会引起中毒，可以用韭菜水解毒

❌ 土豆+香蕉
同食会产生毒素，容易导致脸上长斑

❌ 土豆+柿子
两者相互作用产生沉淀物，导致消化不良

☆小贴士☆

　　削皮后的土豆不能马上烧煮时，应浸在凉水中，以免氧化发黑，但注意不要泡得太久而致使水溶性维生素等营养成分流失。

西红柿

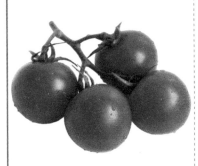

别　　名	番茄、番李子、洋柿子、毛蜡果。
营养成分	碳水化合物、维生素C、钾、磷、钙、烟酸等。
养生功效	健胃消食、润肠通便、抵抗衰老。

适宜人群：适宜热性病发热、习惯性牙龈出血、贫血、高血压、急慢性肝炎、急慢性肾炎、夜盲症、缺铁性贫血、胆结石、风湿性关节炎等病症患者。

不宜人群：急性肠炎、菌痢者及溃疡活动期病人慎食。

烹饪提示：剥西红柿皮时把开水浇在西红柿上，或者把西红柿放入开水里焯一下，皮就能很容易被剥掉了。

宜搭配的食物及功效

西红柿+芹菜
两者皆富含纤维素，同食可消食、降压

西红柿+包菜
营养互补，全面补充维生素和矿物质

西红柿+鸡蛋
营养互补，同食可增强滋阴、养血等功效

西红柿+三文鱼
同食可去除鱼腥味，还有降压、降脂之效

西红柿+酸奶
酸奶中的脂肪能提高番茄红素的吸收率

西红柿+花菜
同食可降脂、降压，预防心血管疾病

忌搭配的食物及原因

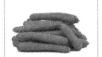
西红柿+猪肝
猪肝使维生素C氧化脱氧，降低营养功效

西红柿+红薯
两者同食，在体内会形成不易消化的物质

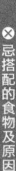

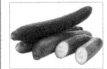
西红柿+胡萝卜
同食会破坏维生素C，降低营养价值

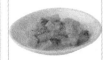
西红柿+鱼肉
维生素C会抑制鱼肉中营养成分的吸收

西红柿+黄瓜
黄瓜中含有维生素C分解酶，会破坏营养

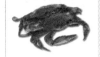
西红柿+螃蟹
两者作用会生成有毒物，容易导致过敏

茄子

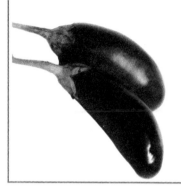

别 名	落苏、酪酥、昆仑瓜、矮瓜。
营养成分	碳水化合物、维生素C、维生素E、钾等。
养生功效	降低胆固醇、治胃癌、保护心血管。

适宜人群：适宜缺铁性贫血、肝硬化、痛风、便秘、高血压、动脉硬化、坏血病等容易内出血的人。

不宜人群：茄子性凉，虚寒腹泻、皮肤疮疡、目疾患者以及孕妇不宜多食；手术前不宜吃茄子。

烹饪提示：茄子切成块或片后，由于氧化作用会很快由白变褐。如果将切成块的茄子立即放入水中浸泡起来，待做菜时再捞起滤干，就可避免茄子变色。

宜搭配的食物及功效

♥ 茄子+猪肉
茄子可阻止脂肪吸收，降低猪肉中的胆固醇，稳定血糖

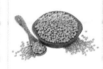

♥ 茄子+黄豆
同食可增强养血、健脾、通气、顺肠、润燥、消肿之功效

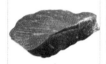

♥ 茄子+牛肉
同食可促进营养吸收，强身健体

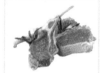

♥ 茄子+羊肉
茄子可吸收羊肉中的油脂，预防心血管病

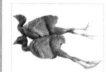

♥ 茄子+鹌鹑肉
两者皆为低脂食物，同食可预防心血管病

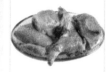

♥ 茄子+兔肉
可保护心血管

♥ 茄子+菠菜
两者同食能促进人体新陈代谢，加快脂肪燃烧

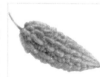

♥ 茄子+苦瓜
两者搭配食用，是心血管病人的理想菜

❌ 忌搭配的食物及原因

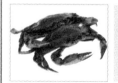

❌ 茄子+螃蟹
两者皆性寒，同食会导致肠胃虚寒

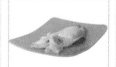

❌ 茄子+墨鱼
两者皆性寒，同食有伤脾胃

白萝卜

别　　名	萝白、紫菘、秦菘、萝臼、紫花菜、菜头。
营养成分	膳食纤维、维生素C、维生素E、钠等。
养生功效	促进消化、保护肠胃、软化血管、稳定血压。

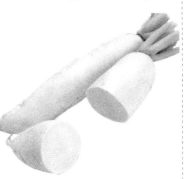

适宜人群： 一般人群均可食用，尤其适宜高血压患者。

不宜人群： 阴盛偏寒体质、脾胃虚寒、胃及十二指肠溃疡、慢性胃炎、先兆流产等人群慎食。

烹饪提示： 可炒，可生吃，可腌、酱、拌、炝、煮、蒸、做馅、做汤等。

宜搭配的食物及功效

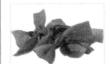
白萝卜+海带
同食可促进碘的吸收，预防甲状腺肿大

白萝卜+豆腐
有利于全面消化吸收豆腐的营养物质

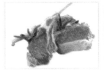
白萝卜+羊肉
白萝卜性寒，羊肉性热，同食可平衡寒热

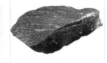
白萝卜+牛肉
萝卜可吸收牛肉中多余的油脂，去除膻味

白萝卜+金针菇
两者皆富含纤维素，同食可治消化不良

白萝卜+猪肉
萝卜中含有芥子油，可促进脂肪的消化

忌搭配的食物及原因

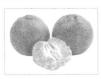
白萝卜+柑橘
两者同食会抑制甲状腺的功能

白萝卜+莲藕
两者的寒性都较大，同食易损伤阳气

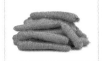
白萝卜+胡萝卜
胡萝卜含的抗坏血酸酶，会破坏维生素C

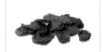
白萝卜+何首乌
白萝卜会解补药的药性，降低药物功效

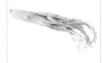
白萝卜+人参
萝卜消食导滞，会降低人参的补气功效

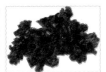
白萝卜+黑木耳
同食会发生复杂化学反应，易引发皮炎

胡萝卜

别　　名	丁香萝卜、胡芦菔。
营养成分	碳水化合物、钾、钠、钙、维生素B₂等。
养生功效	利膈宽肠、通便防癌、增强抵抗力。

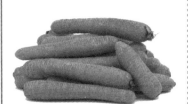

适宜人群：一般人群均可食用，更适宜缺铁性贫血、胆结石、便秘、痛经、高血压、夜盲症、干眼症患者。

不宜人群：脾胃虚寒者慎食。另外，女性摄入大量胡萝卜素会引起闭经和抑制卵巢的正常排卵功能。因此，欲生育的妇女不宜多吃胡萝卜。

烹饪提示：胡萝卜素是一种脂溶性物质，消化吸收率极差，烹调时应用食油烹制。

宜搭配的食物及功效

✔ 胡萝卜+香菜
两者纤维素含量高，同食可降低胆固醇

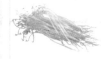

✔ 胡萝卜+绿豆芽
两者同食有美容之效，可消除脸部浮肿

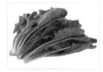

✔ 胡萝卜+菠菜
营养互补，同食可明目健眼、保护视力

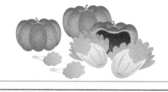

忌搭配的食物及原因

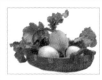

✘ 胡萝卜+白萝卜
同食会破坏维生素C，降低营养价值

✘ 胡萝卜+酒
胡萝卜素和酒精在肝脏中会产生毒素

✘ 胡萝卜+山楂
同食易造成维生素C分解，降低营养

✘ 胡萝卜+醋
醋酸会分解破坏胡萝卜素，造成营养损失

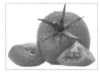

✘ 胡萝卜+西红柿
同食会使维生素C破坏，营养受损

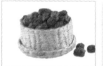

✘ 胡萝卜+红枣
降低营养价值

✘ 胡萝卜+桃子
降低营养价值

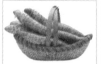

✘ 胡萝卜+山药
胡萝卜中含维生素C分解酶，会破坏营养

洋葱

别　　名	洋葱头、玉葱、葱头、圆葱、球葱。
营养成分	碳水化合物、维生素C、钾、磷、钙、烟酸等。
养生功效	降压降脂、防癌抗癌、延缓衰老、补钙。

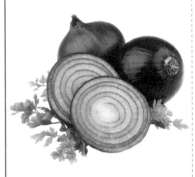

适宜人群：适宜便秘、高血压、高脂血症、动脉硬化、糖尿病、癌症、急慢性肠炎、痢疾等病症患者以及消化不良、饮食减少和胃酸不足者。

不宜人群：皮肤瘙痒性疾病、缺铁性贫血、甲亢、眼疾以及胃病、肺胃发炎者慎食。

烹饪提示：切洋葱前把刀放在冷水里浸一会儿，再切洋葱就不会刺眼睛了。

宜搭配的食物及功效

♥ 洋葱+牛肉
营养互补，同食可额外补充维生素和膳食纤维，降脂降压

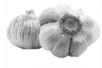
♥ 洋葱+大蒜
两者同食能促进营养吸收，防癌抗癌

♥ 洋葱+红酒
两者同食可降压、降糖，增强免疫力

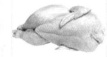
♥ 洋葱+鸡肉
营养互补，同食可为人体提供丰富的营养

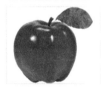
♥ 洋葱+苹果
两者富含抗氧化成分，可有效保护心脏

♥ 洋葱+猪肉
同食可平衡酸碱，促进蛋白质的吸收

♥ 洋葱+玉米
两者皆可降脂降压，同食可预防糖尿病

♥ 洋葱+鸡蛋
提高人体对维生素C和维生素E的吸收率

❌忌搭配的食物及原因

❌ 洋葱+蜂蜜
同食会产生毒素影响视力，引起眼睛不适

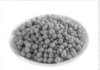
❌ 洋葱+黄豆
同食会形成草酸钙，降低钙的吸收

绿豆芽

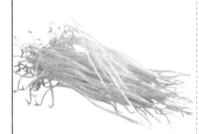

别　名	如意菜、掐菜、银芽、银针、银苗、芽心。
营养成分	碳水化合物、维生素C、钾、烟酸等。
养生功效	清热解暑、利尿除湿、防治便秘。

适宜人群：适宜湿热郁滞、食少体倦、热病烦渴、大便秘结、小便不利、目赤肿痛、口鼻生疮等患者。

不宜人群：豆芽膳食纤维较粗，不易消化，且性质偏寒，所以脾胃虚寒者、肝硬化患者不宜久食。

烹饪提示：炒绿豆芽时，可适当加些醋，以保存水分和维生素C。

宜搭配的食物及功效

绿豆芽+猪肚 同食能调理脾胃、补气养血，降低胆固醇吸收

绿豆芽+韭菜 两者同食能平衡冷热，起到解毒、补肾、减肥的作用

忌搭配的食物及原因

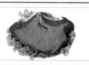 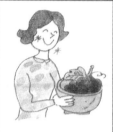

⊗绿豆芽+猪肝 猪肝中的铜会使豆芽中的维生素C氧化，降低营养

芋头

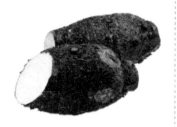

别　名	里芋、香芋、芋艿、毛芋。
营养成分	碳水化合物、维生素C、钾、磷、烟酸等。
养生功效	补中益气、洁齿防龋、美容乌发、解毒防癌。

适宜人群：一般人群均可食用、特别适合肠胃病、慢性肾功能衰竭、结核病、肿毒、牛皮癣、烫伤患者。

不宜人群：对于有痰、过敏性体质、小儿食滞、胃纳欠佳以及糖尿病患者应少食。

烹饪提示：生芋有少量毒，食时必须熟透。

宜搭配的食物及功效

 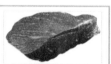

芋头+红枣 同食可促进营养吸收，润泽皮肤，提高免疫力

芋头+牛肉 营养互补，同食可治疗食欲不振、美容养颜

忌搭配的食物及原因

 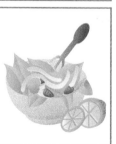

⊗芋头+香蕉 一起吃会使胃不适，感觉胀痛

红薯

别　　名	番薯、甘薯、白薯、白芋、地瓜、红苕。
营养成分	碳水化合物、钙、磷、钾、铁、锌、锰等。
养生功效	止血、降糖、解毒、防治夜盲症、抗衰老。

适宜人群：一般人群。

不宜人群：红薯含有大量膳食纤维，很难被消化，胃及十二指肠溃疡者、糖尿病者、高血压者不宜食用。

烹饪提示：红薯所含淀粉粒较大，不经高温破坏难以消化，因此红薯一定要蒸熟煮透再吃。

宜搭配的食物及功效

⊘ **红薯+莲子**

营养互补，同食有健脾益气、补肾涩精之效

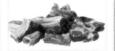

⊘ **红薯+猪小排**

同食可促进营养素的吸收，提高身体免疫力

忌搭配的食物及原因

⊗ **红薯+鸡蛋**

红薯中的氧化酶会使鸡蛋不易消化，会引起腹痛

⊗ **红薯+西红柿**

两者在体内会凝结成不溶解的块状物，引发结石

豌豆

别　　名	青豆、麻豆、寒豆。
营养成分	钾、维生素C、维生素E、烟酸、磷、钙等。
养生功效	利湿消肿、补钙强骨、防癌抗癌。

适宜人群：适宜动脉硬化、缺铁性贫血、脂肪肝、慢性肾功能衰竭、风湿性关节炎、子宫脱垂等中气不足者。

不宜人群：尿路结石、皮肤病、慢性胰腺炎、糖尿病、消化不良等病症患者慎食。

烹饪提示：豌豆不可生吃，应将生豌豆多次浸泡，焯水后再进行烹制。

宜搭配的食物及功效

⊘ **豌豆+虾仁**

营养互补，同食可提高营养价值

⊘ **豌豆+蘑菇**

富含粗纤维，同食可增强食欲，消除食欲不佳

忌搭配的食物及原因

⊗ **豌豆+蕨菜**

蕨菜中含分解酶，会破坏豌豆中的营养

⊗ **豌豆+菠菜**

菠菜中的草酸会影响豌豆中钙的吸收

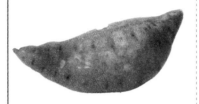
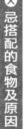
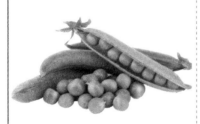
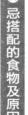

肉禽蛋类

　　肉禽类可分为畜肉和禽肉两种，前者包括猪肉、牛肉、羊肉和兔肉等，后者包括鸡肉、鸭肉和鹅肉等。肉禽蛋类食物中含有丰富的脂肪、蛋白质、矿物质和维生素，不含植物纤维素。本节主要介绍肉禽蛋类食物的饮食相宜与相克。

猪肉

别　　名	豕肉、豚肉、彘肉等。
营养成分	蛋白质、脂肪、磷、钙、铁、维生素B₁等。
养生功效	滋阴润燥、补虚养血、润肠胃、生津液。

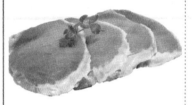

适宜人群： 一般人群都可食用。适宜阴虚不足、头晕、贫血、老人燥咳无痰、大便干结以及营养不良者食用。

不宜人群： 湿热痰滞内蕴者、外感病人忌食；肥胖、冠心病、高血压、高脂血症者慎食。

烹饪提示： 猪肉要斜切，剔除猪颈等处灰色、黄色或暗红色的肉疙瘩。

宜搭配的食物及功效

◉ 猪肉+南瓜
南瓜中的果胶可延缓肠道对脂肪的吸收

◉ 猪肉+冬瓜
冬瓜中的丙醇二酸可防止人体内脂肪堆积

◉ 猪肉+白萝卜
萝卜可吸收猪肉的油腻，还能促进消化

◉ 猪肉+白菜
同食可增加人体消化液分泌，通便排毒

◉ 猪肉+芦笋
同食有利于促进人体对维生素B₁₂的吸收

◉ 猪肉+大蒜
同食可延长维生素B₁在人体内停留的时间

◉ 猪肉+莲藕
素荤搭配合用，可为人体提供丰富的营养

◉ 猪肉+茄子
降低胆固醇的吸收，稳定血糖

宜搭配的食物及功效

猪肉+黑木耳
降低胆固醇的吸收，降低心血管病发病率

猪肉+海带
营养互补，可促进身体代谢，增强体质

猪肉+竹笋
竹笋富含纤维素，可促进脂肪的消化

猪肉+豆苗
营养互补，同食有助全面补充营养

猪肉+花菜
同食可提高猪肉中蛋白质的吸收率

猪肉+山楂
山楂中的解脂酶能促进脂肪类食物的消化

忌搭配的食物及原因

猪肉+田螺
两者皆为凉性食物，同食易伤害肠胃

猪肉+茶
同食会形成收敛性的鞣酸蛋白质，引发便秘

猪肉+羊肝
共烹炒易产生怪味

猪肉+杏仁
同食会产生轻微的毒素，容易导致腹痛

猪肉+虾
虾肉性温，猪肉助湿热而动火，耗人阴精

猪肉+黄豆
黄豆中的植酸等会降低蛋白质的利用率

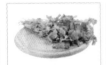
猪肉+香菜
香菜性热，猪肉滋腻，助湿热而生痰

猪肉+牛肉
二者一温一寒，一补中一冷腻，性味抵触

猪肉+鸽肉
两者同食易使人滞气，不利肠胃

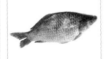
猪肉+鲫鱼
鱼类皆有鱼腥，一般不与猪肉配食

☆小贴士☆

食用猪肉后不宜大量饮茶，因为茶叶的鞣酸会与蛋白质合成具有收敛性的鞣酸蛋白质，使肠蠕动减慢，延长粪便在肠道中的滞留时间，不但易造成便秘，而且还增加了有毒物质和致癌物质的吸收，影响健康。

猪肝

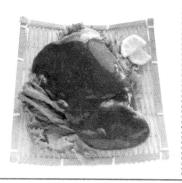

别　　名	血肝。
营养成分	蛋白质、维生素A、烟酸以及微量元素等。
养生功效	补肝明目、补血养血、抗氧化，防衰老。

适宜人群：气血虚弱、面色萎黄、缺铁者，电脑工作者以及癌症、甲亢患者。

不宜人群：高血压、肥胖、冠心病、高脂血症、动脉硬化、胆结石、骨质疏松症患者。

烹饪提示：猪肝要现切现做，新鲜的猪肝切后放置时间一长胆汁会流出，不仅损失养分，而且炒熟后有许多颗粒凝结在猪肝上，影响外观和质量。

宜搭配的食物及功效

猪肝+松子
同食可促进营养的吸收，增强脑部活力

猪肝+苦菜
功效相辅，可增强清热解毒的功效

猪肝+马齿苋
营养互补，同食可增强人体免疫功能

猪肝+菠菜
同食可促进铁、钙等的吸收，改善贫血

猪肝+苋菜
营养互补，同食可增强补肝、养血的功效

猪肝+蒜薹
同食可促进磷等的吸收，补益大脑和神经

猪肝+白菜
素荤搭配，促进营养吸收，增强抵抗力

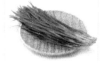
猪肝+韭菜
同食可补血养肝，适用于贫血、肝炎者

猪肝+大葱
同食可促进营养素的吸收

猪肝+大蒜
营养互补，同食可增强杀菌、补血之功效

猪肝+苦瓜
功力相辅，经常食用有利于防癌

猪肝+胡萝卜
两者皆富含维生素A，同食有补血明目之效

✅ 猪肝+银耳
养肝、明目

✅ 猪肝+莲子
补脾健胃

✅ 猪肝+洋葱
促进营养吸收，有补虚损的功效

✅ 猪肝+生菜
两者皆富含铁，有助调节和改善造血功能

❌ 猪肝+花菜
菜花富含纤维素，会降低铜、铁的吸收

❌ 猪肝+山楂
维生素C会加速铁等的氧化，降低营养

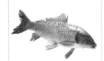

❌ 猪肝+鲤鱼
影响消化

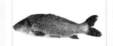

❌ 猪肝+鲫鱼
同食会引起一些不良反应，如易产生痈疽

❌ 猪肝+西红柿
猪肝中的铜、铁破坏维生素C，降低营养

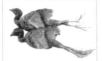

❌ 猪肝+鹌鹑
同食会破坏矿物质，容易导致色素沉着

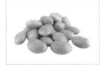

❌ 猪肝+毛豆
同食会破坏维生素C，降低其作用

❌ 猪肝+荞麦
同食后会产生变性反应，影响消化

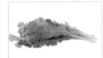

❌ 猪肝+芥菜
猪肝、芥菜性温热,同食令人上火

❌ 猪肝+青椒
破坏维生素C，降低营养价值

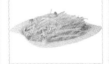

❌ 猪肝+豆芽
猪肝中的铜会加速豆芽中的维生素C氧化

❌ 猪肝+山药
两者同食会破坏维生素C，降低营养价值

☆ 小贴士 ☆

肝是体内最大的毒物中转站和解毒器官，所以买回的鲜肝不要急于烹调，应把肝放在自来水龙头下冲洗一下，然后置于盆内浸泡1~2小时消除残血，注意水要完全浸没猪肝，以排除猪肝内的毒素。

猪肚

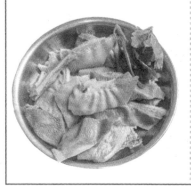

别　　名	猪胃。
营养成分	蛋白质、脂肪、维生素E以及钾、磷等元素。
养生功效	补虚损、健脾胃。

适宜人群： 虚劳羸弱、脾胃虚弱、中气不足、气虚下陷、小儿疳积、腹泻、胃痛者以及糖尿病患者。

不宜人群： 湿热痰滞内蕴者及感冒者。

烹饪提示： 猪肚烧熟后，切成长条或长块，放入碗中，加点汤水，放进锅中蒸，猪肚会涨厚，鲜嫩好吃。

宜搭配的食物及功效

◉ 猪肚+黄豆芽
荤素搭配，同食可促进吸收，调理脾胃

◉ 猪肚+莲子
营养互补，同食有健脾胃的作用

◉ 猪肚+金针菇
可促进消化，治疗消化不良、食欲不振

◉ 猪肚+生姜
同食可阻止胆固醇的吸收，还可暖胃

◉ 猪肚+糯米
两者皆为补虚之品，同食可益气补中

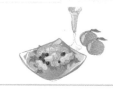

忌搭配的食物及原因

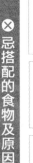

⊗ 猪肚+白糖
阻碍铜的吸收，易引起心肌细胞氧化

⊗ 猪肚+樱桃
猪肚油性大，同吃易引起消化不良

⊗ 猪肚+啤酒
两者均有很高的嘌呤成分，易引起痛风

⊗ 猪肚+芦荟
一补一泻，同食会影响对方的功效

⊗ 猪肚+豆腐
一凉一温，不利营养物质的吸收

猪肾

别　名	猪腰、猪腰子。
营养成分	蛋白质、脂肪、钙、磷、铁和维生素C等。
养生功效	补肾、强腰、通膀胱、消积滞、止渴。

适宜人群： 一般人群均可食用，尤其适宜肾虚者，腰酸腰痛、遗精、盗汗者食用；适宜老年人肾虚，尤其是耳聋、耳鸣者食用。

不宜人群： 高脂血症、高胆固醇、胆结石患者忌食。

烹饪提示： 猪腰子切片后，为去臊味，用葱姜汁泡约2小时，换两次清水，泡至腰片发白膨胀即成。

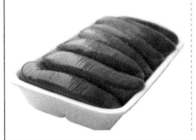

宜搭配的食物及功效

猪肾+银耳
功效互补，同食有滋阴凉血、益肾强筋之功效

猪肾+豆芽
营养互补，同食有滋肾、益脾、利肺之效

忌搭配的食物及原因

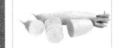

猪肾+白萝卜
一补一泻，同食会影响对方的功效，还影响消化

猪肾+田螺
田螺大寒，伤肾，与猪肾功能相冲

猪肠

别　名	肥肠。
营养成分	蛋白质、脂肪、维生素E以及钾、磷、钠等。
养生功效	润燥补虚、润肠通便、止渴止血、祛风解毒。

适宜人群： 痔疮患者、小便频多者、便血脱肛者。

不宜人群： 感冒患者、脾虚滑泻者。

烹饪提示： 大肠里面有很多油脂，容易藏有脏东西，烹调之前一定要清洗干净。

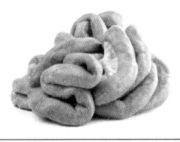

宜搭配的食物及功效

猪肠+香菜
功能相辅，搭配合用具有补虚、止肠血的功效

猪肠+豆腐
同补蛋白质，有健脾宽中、祛风解毒的功效

忌搭配的食物及原因

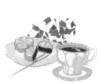

猪肠+田螺
田螺大寒，同食易导致腹泻

猪骨

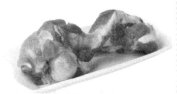

别　　名	猪大骨。
营养成分	蛋白质、维生素、骨胶原、骨黏蛋白等。
养生功效	补脾气、润肠胃、泽皮肤、补中益气。

适宜人群：一般人群均可食用，更适宜中老年人、青少年。

不宜人群：湿热痰滞内蕴者，肥胖、血脂较高者不宜食用。

烹饪提示：熬骨汤时最好是用冷水，这样骨头里的磷、钙才能够充分溶解到汤里，汤的味道才更鲜美。

宜搭配的食物及功效

♥ 猪骨+西洋参
功能相辅，同食可补气强骨、健脑益智

♥ 猪骨+洋葱
洋葱中的蒜氨酸等物质可促进营养的吸收与利用

忌搭配的食物及原因

⊗ 猪骨+醋
醋酸会与钙结合，阻碍人体对营养的吸收

⊗ 猪骨+苦瓜
苦瓜含有草酸，易形成草酸钙，影响钙质的吸收

猪蹄

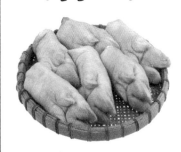

别　　名	猪脚、猪手、猪爪。
营养成分	蛋白质、多不饱和脂肪酸、钙、烟酸等。
养生功效	补虚弱、美容、抗衰老、改善冠心病

适宜人群：一般人群均可食用，适宜血虚者、年老体弱者、产后缺奶者、腰脚软弱无力者食用。

不宜人群：患有肝炎、胆囊炎、胆结石、动脉硬化、高血压病的患者应以少食或不食为好。

烹饪提示：猪毛多，可用松香，将松香先烧溶趁着热，泼在猪毛上，待松香凉了，揭去，猪毛随着也全脱。

宜搭配的食物及功效

♥ 猪蹄+木瓜
功效相辅，能刺激女性荷尔蒙分泌，丰胸美颜

♥ 猪蹄+花生
功效相辅，可补血通乳，促进产妇乳汁分泌

忌搭配的食物及原因

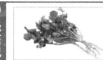

⊗ 猪蹄+香菜
香菜耗气，猪蹄无补，两者同食于身体有损而无益

⊗ 猪蹄+黄豆
黄豆中的植酸常与蛋白质发生反应，降低营养

猪血

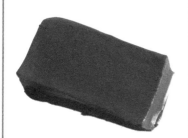

别　　名	血豆腐、血花、液体肉。
营养成分	蛋白质、钙、钾、钠、烟酸、维生素E等。
养生功效	补血止血、清理肠胃、防癌抗癌。

适宜人群： 一般人群均可食用。尤适宜贫血患者、老人、妇女、肠道寄生虫病人、腹胀嘈杂者。

不宜人群： 高胆固醇血症、肝病、高血压、冠心病患者慎食；凡有病期间，患有上消化道出血病忌食。

烹饪提示： 烹调猪血时最好要用辣椒、葱、生姜等佐料，用以压味。

宜搭配的食物及功效

♡ 猪血+菠菜
两者皆为补血之品，同食有补血、明目之功效

♡ 猪血+豆腐
功效互补，有解毒清肠、补血美容的功效

忌搭配的食物及原因

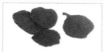

⊗ 猪血+何首乌
何首乌中的蒽醌衍生物遇猪血中的铁会起化学反应，降低营养

⊗ 猪血+黄豆
黄豆中的植酸易与铁等矿物质发生反应，降低营养

牛肚

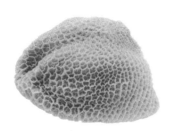

别　　名	毛肚、牛百叶、牛膍。
营养成分	蛋白质、脂肪、钙、磷、铁、烟酸等。
养生功效	补益脾胃、补气养血、补虚益精、消渴。

适宜人群： 一般人群都可食用，尤适宜病后虚羸、气血不足、营养不良、脾胃薄弱之人。

不宜人群： 牛肉性温，痰热燥气者、消化不良者少食。

烹饪提示： 牛肚具有药用的价值，但不能过多食用。

宜搭配的食物及功效

♡ 牛肚+白菜
两者搭配促进营养成分的吸收，增强体质

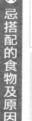

♡ 牛肚+花菜
帮助吸收维生素B_1

忌搭配的食物及原因

⊗ 牛肚+赤小豆
两者搭配会影响营养的吸收，不利于健康

⊗ 牛肚+芦荟
两者同食不利于人体消化吸收

牛肉

别　　名	黄牛肉、水牛肉。
营养成分	蛋白质、脂肪、钙、磷、烟酸、钠等。
养生功效	增长肌肉、补铁补血、增加免疫力。

适宜人群：高血压、冠心病、血管硬化、更年期综合征和糖尿病患者，老年人，儿童以及身体虚弱者。

不宜人群：皮肤病、肝病、肾病、甲亢患者。

烹饪提示：炒牛肉片之前，先用啤酒将面粉调稀，淋在牛肉片上，拌匀后腌30分钟，可增加牛肉的鲜嫩程度。

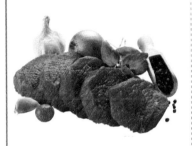

宜搭配的食物及功效

🆚 牛肉+土豆
营养互补，同食可保护胃黏膜

🆚 牛肉+南瓜
功效相辅，同食可润肺益气、治咳止喘

🆚 牛肉+洋葱
补脾健胃

🆚 牛肉+芋头
同食可健胃益气，治疗食欲不振、便秘

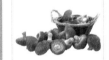
🆚 牛肉+香菇
全面补充营养，可养身补虚、开胃

🆚 牛肉+白萝卜
营养互补，有补五脏、益气血之功效

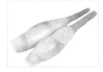
🆚 牛肉+茭白
功效相辅，冷热平衡，有催乳的作用

🆚 牛肉+芹菜
芹菜中的纤维素能使脂肪加速分解

忌搭配的食物及原因

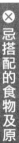

❌ 牛肉+生姜
两者皆性热，同食易导致体内热生火盛

❌ 牛肉+白酒
两者皆为助火之品，同食易导致上火

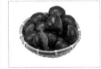
❌ 牛肉+板栗
两者中的营养物质易发生化学反应，降低营养

❌ 牛肉+田螺
同食不易消化，容易引起腹胀、消化不良

羊肉

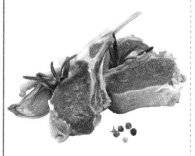

别　名	羝肉、羯肉。
营养成分	蛋白质、钾、钠、磷、维生素C、烟酸等。
养生功效	温补脾胃、补血温经、保护胃黏膜。

适宜人群：体虚胃寒、反胃者、中老年体质虚弱者。

不宜人群：感冒发热、痔疮、痛风、高血压、肝病、急性肠炎和其他感染病者。

烹饪提示：在白萝卜上戳几个洞，放入冷水中和羊肉同煮，滚开后将羊肉捞出，再单独烹调，即可去除膻味。

✅ 宜搭配的食物及功效

羊肉+生姜
姜能去腥膻，还可增强温阳祛寒的功能

羊肉+香菜
功效相辅，同食可增强御寒、壮阳的功能

羊肉+豆腐
平衡冷热，可增强清热、止渴的作用

羊肉+金针菇
平衡冷热，有解毒、去火、降脂的作用

羊肉+鸡蛋
营养互补，能促进血液循环，延缓衰老

羊肉+山药
山药所含黏蛋白能预防脂肪沉积

羊肉+白萝卜
营养互补，有消积滞、化痰热的作用

羊肉+海参
功效相辅，补肾、益肾养血功效尤为增强

❌ 忌搭配的食物及原因

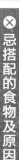

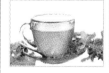
❌ 羊肉+奶酪
奶酪中含酶，遇到羊肉可产生不良反应

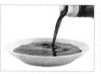
❌ 羊肉+醋
羊肉性温，醋性甘温，同食易生火动血

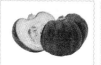
❌ 羊肉+茶
同食会产生鞣酸蛋白质，容易引发便秘

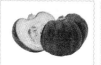
❌ 羊肉+南瓜
同食难以消化，会导致胸闷、腹胀等症状

兔肉

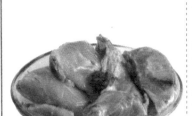

别　　名	兔子肉、菜兔肉。
营养成分	蛋白质、钾、磷、钠、钙、维生素E、烟酸等。
养生功效	补中益气、凉血解毒、健脑益智、美容养颜。

适宜人群：营养不良、气血不足、肝病、心血管病、糖尿病患者及儿童、老年人。

不宜人群：孕妇及经期女性、有明显阳虚症状的女性、脾胃虚寒者忌食。

烹饪提示：兔子宰杀洗净后，用清水泡去血水，大约一天时间，换水三到四次，直到兔肉泡至发白，这样吃起来没有土腥气。

♥ 宜搭配的食物及功效

♥ 兔肉+大葱
同食可促进消化，适合心脑血管病患者

♥ 兔肉+枸杞
同食可滋补肝肾，治疗头晕、耳鸣等症状

❌ 忌搭配的食物及原因

❌ 兔肉+芥末
两者性味相反，同食易产生不利于身体健康的物质

❌ 兔肉+芹菜
同食易损伤头发和皮肤

❌ 兔肉+柑橘
兔肉酸冷，橘子助火，同食易引起肠胃功能紊乱

❌ 兔肉+生姜
两者味性相反，寒热同食，易导致腹泻

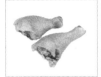

❌ 兔肉+鸡肉
两者功效相反，且性味相克，同食宜导致腹泻

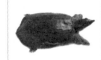

❌ 兔肉+甲鱼
两者皆为性寒之物，同食易伤害脾胃，脾胃虚寒者忌食

❌ 兔肉+鸡蛋
同食易产生刺激肠胃道的物质，引起腹泻

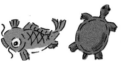

鸡肉

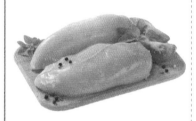

别　　名	家鸡肉。
营养成分	蛋白质、钾、磷、钙、烟酸、维生素C等。
养生功效	温中益气、补精填髓、健脾胃、强筋骨。

适宜人群： 营养不良、气血不足者，肝硬化患者，以及乳汁缺乏的产妇。

不宜人群： 内火偏旺、痰湿偏重、感冒发热、胆囊炎、胆石症、肥胖、热毒疖肿、高血压、高脂血症、严重皮肤疾病等患者。

烹饪提示： 鸡肉用药膳炖煮，营养更全面。带皮的鸡肉含有较多的脂类物质，所以较肥的鸡应该去掉鸡皮再烹制。

宜搭配的食物及功效

🟢 鸡肉+枸杞
功效相辅，同食可补五脏、益气血

🟢 鸡肉+人参
功效互补，同食可大补元气、止渴生津

🟢 鸡肉+辣椒
营养互补，同食可增强食欲，促进脂肪消化

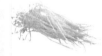
🟢 鸡肉+绿豆芽
同食可降低心血管疾病发病率

🟢 鸡肉+茶树菇
功效相辅，同食可促进蛋白质的吸收

🟢 鸡肉+冬瓜
营养互补，同食有消肿、利尿的作用

🟢 鸡肉+板栗
功效相辅，同食可增强功效，促进吸收

🟢 鸡肉+茼蒿
同食可帮助充分吸收维生素A

忌搭配的食物及原因

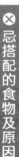

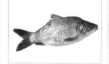
❌ 鸡肉+芹菜
功效相反，两者同食容易损伤元气

❌ 鸡肉+大蒜
两者功用相佐，同食容易引起消化不良

❌ 鸡肉+鲤鱼
同食会降低功效

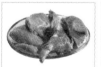
❌ 鸡肉+兔肉
两者同食冷热杂进，易损伤肠胃

鸭肉

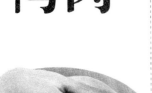

别　　名	鹜肉、家凫肉、扁嘴娘肉、白鸭肉。
营养成分	蛋白质、钾、钠、磷、B族维生素、烟酸等。
养生功效	养胃滋阴、清肺解热、大补虚劳、利水消肿。

适宜人群：体内有热、上火、水肿、低热、虚弱、食少、便秘、癌症、糖尿病、肝硬化腹水、慢性肾炎水肿等患者。

不宜人群：阳虚脾弱、外感未清、便泻肠风患者。

烹饪提示：炖制老鸭时，加几片火腿或腊肉，能增加鸭肉的鲜香味。

宜搭配的食物及功效

◎ 鸭肉+白菜
两者同食可促进血液中胆固醇的代谢

◎ 鸭肉+芥菜
功效相辅，同食有滋阴润肺的作用

◎ 鸭肉+山药
荤素搭配，同食可消除油腻，增强补阴

◎ 鸭肉+地黄
功效相辅，同食有滋阴养胃的作用

◎ 鸭肉+干冬菜
止咳润肺

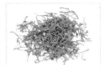
◎ 鸭肉+金银花
功效相辅，同食有清热解毒的作用

◎ 鸭肉+干贝
营养互补，同食有助于促进蛋白质的吸收

◎ 鸭肉+海带
功效相辅，同食可软化血管，降低血压

忌搭配的食物及原因

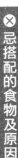

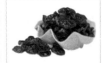
⊗ 鸭肉+甲鱼
两者同食易产生化学反应，导致水肿泄泻

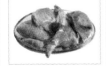
⊗ 鸭肉+木耳
同食容易引起肠胃不适

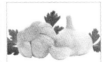
⊗ 鸭肉+兔肉
两者同为性寒之物，同食容易引起腹泻

⊗ 鸭肉+大蒜
功能相克，两者同食容易导致滞气

鸽肉

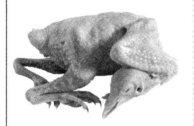

别　　名	家鸽肉。
营养成分	蛋白质、脂肪、钾、维生素A、烟酸等。
养生功效	补肝壮肾、益气补血、清热解毒、生津止渴。

适宜人群： 头晕、头发早白、神经衰弱、记忆力减弱、贫血、高血压、高脂血症、冠心病、动脉硬化等病症患者。

不宜人群： 食积胃热、先兆流产、尿毒症、体虚乏力患者。

烹饪提示： 鸽肉以清蒸或煲汤最好，这样能使营养成分保存最为完好。

宜搭配的食物及功效

♥ 鸽肉+枸杞

功效相辅，同食可全面补充营养，补血养身

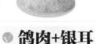

♥ 鸽肉+银耳

两者性味相似，搭配食用，有滋补健身的作用

♥ 鹌鹑+玉米

营养互补，同食可补益大脑，防治神经衰弱

忌搭配的食物及原因

✕ 鸽肉+猪肉

功效相佐，同食容易导致消化不良

鹌鹑

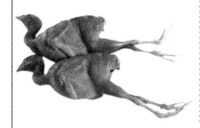

别　　名	鹑鸟肉、赤喉鹑肉。
营养成分	蛋白质、脂肪、胆固醇等。
养生功效	消肿利水、补中益气、温肾助阳、健脑滋补。

适宜人群： 高血压、血管硬化、结核病、肥胖、肾炎水肿、泻痢、胃病、神经衰弱和支气管哮喘等病症者，以及营养不良、体虚乏力、贫血、头晕、皮肤过敏者。

不宜人群： 重症肝炎晚期、肝功能极度低下、感冒患者。

烹饪提示： 在烹制过程中注意不要让鹌鹑肉发干，鹌鹑的烹饪时间为20~25分钟。

宜搭配的食物及功效

♥ 鹌鹑+红枣

营养互补，同食可促进蛋白质的吸收与利用

♥ 鹌鹑+山药

营养互补，同食可补气养血，改善贫血等症

忌搭配的食物及原因

✕ 鹌鹑+黑木耳

两者功效相佐，同食不利于营养功效的发挥

✕ 鹌鹑+猪肝

同食会破坏铁、铜等元素的代谢，降低营养

鸡蛋

别　　名	鸡子，鸡卵。
营养成分	蛋白质、维生素E、维生素B₂、泛酸等。
养生功效	健脑益智、美容护肤、延缓衰老、预防癌症。

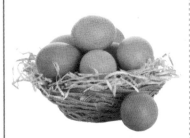

适宜人群：肝硬化、慢性肾功能衰竭、骨质疏松症、更年期综合征、贫血、女性产后病后以及老年高血压、高脂血症、冠心病等病症者。

不宜人群：肝炎、高热、腹泻、胆石症、皮肤生疮化脓等病症者，以及肾病患者。

烹饪提示：做炒鸡蛋时，将鸡蛋顺一个方向搅打，并加入少量水，可使鸡蛋更加鲜嫩。

宜搭配的食物及功效

🥚 鸡蛋+苦瓜
有利于骨骼、牙齿及血管的健康

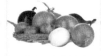
🥚 鸡蛋+洋葱
提高人体对维生素C和维生素E的吸收率

🥚 鸡蛋+干贝
营养互补，同食可强身健体，增强免疫力

🥚 鸡蛋+茼蒿
同食可帮助人体充分吸收维生素A

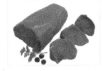
🥚 鸡蛋+牛肉
滋补营养，同食可促进蛋白质的吸收

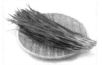
🥚 鸡蛋+韭菜
功效相辅，同食对肝脏和肾脏有保护作用

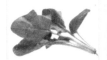
🥚 鸡蛋+菠菜
营养互补，同食可提高维生素B₁₂的吸收

🥚 鸡蛋+西红柿
同食可降脂降压，预防心血管疾病

忌搭配的食物及原因

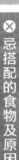

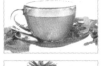
⊗ 鸡蛋+豆浆
同食会产生不被吸收的物质，降低营养

⊗ 鸡蛋+茶
影响人体对蛋白质的吸收和利用

⊗ 鸡蛋+大蒜
两者性味、功能皆相佐，同食会降低营养

⊗ 鸡蛋+菠萝
菠萝中的果酸易使蛋白质凝固，影响消化

鸭蛋

别　　名	鸭卵。
营养成分	蛋白质、维生素B₂、钠、钾、磷等。
养生功效	滋阴清肺、消毒降火、强健身体、消除水肿。

适宜人群： 肺热咳嗽、咽喉痛、泻痢、甲亢等症者。

不宜人群： 寒湿下痢、脾阳不足、食后气滞痞闷以及患有癌症、高脂血症、高血压、动脉硬化、胆结石、脂肪肝等病症者，肾炎病人，生病期间的人。

烹饪提示： 鸭蛋煮熟以后不要立刻取出，留在开水中使其慢慢冷却。

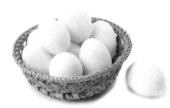

宜搭配的食物及功效

鸭蛋+百合
功效相辅，同食有生津止咳、滋阴润肺的作用

鸭蛋+银耳
功效相辅，同食有滋肾补脑、润肺美肤的作用

忌搭配的食物及原因

鸭蛋+甲鱼
两者皆性寒，同食易损伤肠胃，久食还令人阴虚

鸭蛋+桑葚
两者皆性寒，同食易引起肠胃不适，导致胃痛

鹌鹑蛋

别　　名	鹑鸟蛋，鹌鹑卵
营养成分	蛋白质、维生素E、磷、钾、钠、钙等。
养生功效	益智健脑、强筋壮骨、预防过敏、补血养颜。

适宜人群： 一般人群均可食用。最适合体质虚弱、营养不良、气血不足者和少年儿童生长发育者食用。

不宜人群： 脑血管、胆结石病人。

烹饪提示： 鹌鹑蛋一般要先煮熟，然后剥掉外壳，再与其他食材搭配做成菜肴。

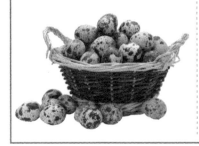

宜搭配的食物及功效

鹌鹑蛋+银耳
功效相辅，同食有强精补肾、提神健脑、益气养血的作用

鹌鹑蛋+韭菜
功效相似，同食可补肾壮骨，缓解肾虚腰痛

忌搭配的食物及原因

鹌鹑蛋+香菇
同食面生黑斑、长痔疮

鹌鹑蛋+猪肝
同食会降低营养价值

松花蛋

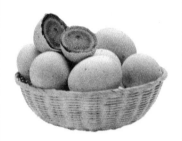

别　　名	皮蛋，变蛋，灰包蛋。
营养成分	蛋白质、脂肪、碳水化合物、钠、磷等。
养生功效	润肺泻热、清凉降压、保护血管、醒酒。

适宜人群：一般人群。尤适宜火旺者。

不宜人群：少儿，脾阳不足、寒湿下痢、心血管病、肝硬化、肾疾病等患者少食。

烹饪提示：在食用松花蛋时，加点陈醋，能杀菌，又能中和松花蛋的一部分碱性，吃起来也更有味。

宜搭配的食物及功效

❤ 松花蛋+西蓝花
功效相辅，同食有润肺爽喉、清热健胃的作用

❤ 松花蛋+豆腐
营养互补，同食有养肝明目、清热健胃的作用

忌搭配的食物及原因

✖ 松花蛋+李子
同食易产生不良反应，损伤肠胃，导致腹泻

✖ 松花蛋+红糖
同食会产生变性沉淀物，并且有一定的毒性

鸽子蛋

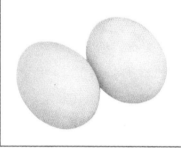

别　　名	鸽子卵，家鸽卵，鸽蛋。
营养成分	蛋白质、铁、钙、维生素B_1、维生素B_2等。
养生功效	补肾益气、养颜护肤、助阳提神，解疮毒。

适宜人群：久病体虚、神经衰弱、慢性胃炎、贫血者以及月经不调、气血不足的女性。

不宜人群：食积胃热者、性欲旺盛者及孕妇。

烹饪提示：鸽子蛋煮熟后，蛋白是半透明的。

宜搭配的食物及功效

❤ 鸽子蛋+枸杞
功效相辅，同食可补血补气，防治女性白带异常

❤ 鸽子蛋+牛奶
两者同为高蛋白食物，同食有清凉解渴的作用

❤ 鸽子蛋+桂圆
同食可补肾益气、养心安神，治疗心悸、失眠等症

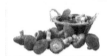

❤ 鸽蛋+香菇
功效相辅，同食有补肝肾、益精气、滋阴补血的作用

鹅蛋

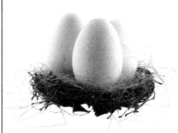

别　　名	鹅卵。
营养成分	蛋白质、脂肪、卵磷脂、维生素A等。
养生功效	补中益气、健脑益智。

适宜人群： 老人、儿童、体虚贫血者。

不宜人群： 低热不退、动脉硬化、肝硬化、气滞者。

烹饪提示： 鹅蛋含有一种碱性物质，对内脏有损伤，每天食用不要超过3个。

宜搭配的食物及功效

💛 **鹅蛋+木耳**
木耳富含纤维素，同食可促进蛋白质和脂肪的消化

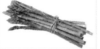

💛 **鹅蛋+芦笋**
同食有利于促进芦笋中维生素B₁₂的吸收

忌搭配的食物及原因

❌ **鹅蛋+鸡蛋**
两者的胆固醇含量皆高，同食容易导致血脂升高

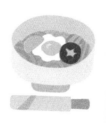

麻雀蛋

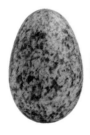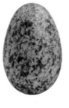

别　　名	麻雀卵。
营养成分	蛋白质、维生素B₁、维生素D、卵磷脂等。
养生功效	滋补精血、壮阳固肾、增强性功能。

适宜人群： 老少皆宜。

不宜人群： 阴虚火旺者，结核病患者，红斑性狼疮患者。

烹饪提示： 麻雀蛋只有拇指大小，过大有可能是假蛋。

宜搭配的食物及功效

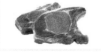

💛 **麻雀蛋+羊肉**
功效相似，同食有强精益肾的作用，可治疗阳痿

💛 **麻雀蛋+枸杞**
功效相辅，同食有温肾壮阳的作用，可治疗肾精亏虚

💛 **麻雀蛋+杜仲**
功效相辅，同食有壮阳固肾的作用，可治疗阳痿、早泄

💛 **麻雀蛋+河虾**
功效相辅，同食有滋补精血的作用，可治疗不孕

水产类

水产是海洋、江河、湖泊里出产的动物或藻类等的统称，因为其长期生长于水中，环境相对洁净，因而比陆地食物具有更高的营养价值。经常食用水产品不但可以补充人体所需的各种营养和微量元素，还有增强免疫力、预防疾病、美容养颜等保健作用。本节主要介绍水产类食物的饮食相宜与相克。

莲藕

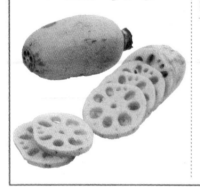

别　　名	水芙蓉、莲根、藕丝菜。
营养成分	碳水化合物、维生素C、钾、磷、钙等。
养生功效	调补脾肾、滋肾养肝、补髓益血、预防贫血。

适宜人群： 一般人群均可食用。尤适宜食欲不振、肺炎、肠炎、甲亢、肝硬化、慢性肾功能衰竭患者。

不宜人群： 脾胃消化功能低下、大便溏泄者及产妇不宜食用。

烹饪提示： 莲藕削去外皮以后应尽快下锅烹制，避免藕丝因氧化而变黑。若不能及时烹调，可将莲藕放入加醋的清水中浸泡，以保持莲藕本身的洁白色泽。

宜搭配的食物及功效

♡莲藕+猪肉
素荤搭配，可为人体提供丰富的营养，有滋阴健脾的功效

♡莲藕+虾米
营养互补，同食可养血补血，改善肝脏功能

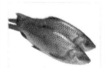
♡莲藕+鲢鱼
功效相似，同食可清热解毒、消除疲劳

♡莲藕+鳝鱼
营养互补，能促进蛋白质的吸收和合成，滋养强健身体

❌忌搭配的食物及原因

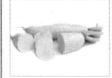
❌莲藕+白萝卜
两者寒性较大，同食会损伤脾胃，容易导致腹泻

茭白

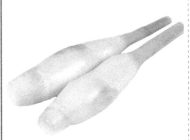

别　　名	茭粑、茭儿菜、茭瓜、茭耳菜、绿节。
营养成分	碳水化合物、脂肪、钾、磷、镁、钙等。
养生功效	利尿止渴、减肥美容、退黄疸、解酒毒。

适宜人群：高血压、黄疸、肝炎、胆结石患者，产后乳汁缺少的妇女，饮酒过量和酒精中毒的患者。

不宜人群：肾脏疾病、尿路结石或尿中草酸盐类结晶较多者。

烹饪提示：茭白水分极高，若放置过久，会丧失鲜味，最好即买即食。

宜搭配的食物及功效

♥茭白+鸡蛋
营养互补，同食有通退黄疸、通乳汁的作用

♥茭白+猪蹄
营养互补，同食有催乳作用，治疗产后乳汁不足

忌搭配的食物及原因

⊗茭白+豆腐
茭白富含草酸，易于钙结合，不易消化，会引起结石

⊗茭白+蜂蜜
蜂蜜富含活性酶，易与茭白中的物质作用，引发痼疾

紫菜

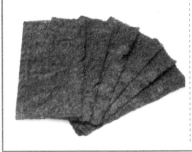

别　　名	紫英、索菜，红塔菜、子菜，甘紫菜，海苔。
营养成分	碳水化合物、膳食纤维、钙、钠、铁等。
养生功效	化痰软坚、清热利水、提高免疫功能。

适宜人群：一般人群均宜食用。尤其适宜甲状腺肿大、慢性支气管炎、冠心病、高血压、肺病初期等患者。

不宜人群：消化功能不好、素体脾虚者少食，甲亢、腹痛便溏者，乳腺小叶增生以及各类肿瘤患者忌食。

烹饪提示：食用紫菜前应用清水泡发，并换1～2次水以清除污染、毒素。

宜搭配的食物及功效

紫菜+鸡蛋
同食有利于促进维生素B$_{12}$的吸收

紫菜+包菜
营养互补，同食能吸收到更高的营养，增强身体免疫力

忌搭配的食物及原因

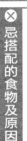

⊗紫菜+柿子
同食不利于消化，影响钙的吸收

⊗紫菜+花菜
同食会影响钙的吸收

海带

别　　名	昆布、江白菜、纶布、海带菜、海草。
营养成分	碳水化合物、蛋白质、脂肪、钾、烟酸等。
养生功效	治疗甲状腺低下，御寒，减少放射性疾病。

适宜人群： 甲状腺肿大、高血压、冠心病、动脉粥样硬化、急性肾衰竭、胆结石、脂肪肝、痔疮、痛风患者。

不宜人群： 肩周炎、甲亢患者慎食。

烹饪提示： 食用前，应当先洗净之后，再浸泡，然后将浸泡的水和海带一起下锅做汤食用。这样可避免溶于水中的甘露醇和某些维生素被丢弃，从而保存了海带中的有效成分。

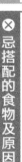

✅ 宜搭配的食物及功效

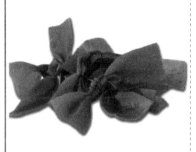
🔻 海带+黑木耳
两者都富含纤维素，同食有排毒的作用

🔻 海带+豆腐
营养互补，可补碘、钙，抑制脂肪吸收

🔻 海带+猪肉
同食可促进脂肪吸收，降低血液中的胆固醇

🔻 海带+生菜
营养互补，同食可促进铁的吸收

🔻 海带+冬瓜
功效相似，同食可有效消除脂肪及胆固醇

🔻 海带+紫菜
两者皆含碘高，同食可补碘、治水肿、贫血

🔻 海带+芝麻
功效相辅，同食能净化血液，降低胆固醇

🔻 海带+菠菜
同食能防止形成草酸钙，防止结石

❌ 忌搭配的食物及原因

❌ 海带+猪血
同食会难以消化，容易导致便秘

❌ 海带+咖啡
咖啡会降低机体对海带中铁的吸收

❌ 海带+白酒
海带遇白酒后会硬化，引起肠胃不适

❌ 海带+柿子
柿子含鞣酸多，会影响钙的吸收，导致不适

鲤鱼

别　　名	龙门鱼、鲤拐子、赤鲤、黄鲤、赖鲤。
营养成分	蛋白质、维生素A、钾、磷、钠、钙等。
养生功效	补脾健胃、清热解毒、通乳、降低胆固醇。

适宜人群： 食欲不振、工作太累和情绪低落者，胎动不安、心脏性水肿、肾炎水肿、咳喘等病症患者宜食。

不宜人群： 红斑狼疮、荨麻疹、支气管哮喘、小儿腮腺炎、恶性肿瘤、淋巴结核、皮肤湿疹等病症者忌食。

烹饪提示： 鲤鱼两侧皮内有一条似白线的筋，在烹制前要把它抽出，这样可去除它的腥味。烹调鲤鱼的方法较多，以红烧、干烧、糖醋为主。

宜搭配的食物及功效

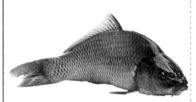

🅥 **鲤鱼+米醋**
功效相似，同食除湿、通乳汁的作用更强

🅥 **鲤鱼+香菇**
营养互补，同食有助于提供全面的营养素

🅥 **鲤鱼+花生**
功效相辅，同食有利水通乳的作用

🅥 **鲤鱼+白菜**
功效相辅，同食有改善妊娠水肿的作用

🅥 **鲤鱼+豆腐**
营养互补，同食可促进钙质和蛋白质的吸收

🅥 **鲤鱼+冬瓜**
功效相辅，同食有利尿消肿的作用

🅥 **鲤鱼+黑豆**
功效相辅，同食既补肾又利水

🅥 **鲤鱼+天麻**
功效相辅，同食可降压祛湿、祛风强肾

忌搭配的食物及原因

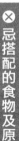

❌ **鲤鱼+鸡肉**
鲤鱼下气利水，鸡肉补中助阳，功能相克

❌ **鲤鱼+鸡蛋**
鱼类有腥气，与鸡蛋同食，易产生异味

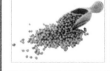
❌ **鲤鱼+绿豆**
胃脾虚寒者同食易腹泻

❌ **鲤鱼+茯苓**
鲤鱼能削弱茯苓有效成分的药效

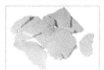

鲫鱼

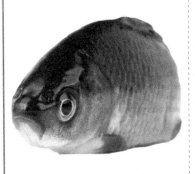

别　　名	河鲫、鲋鱼、鲫瓜子、海附鱼、童子鲫。
营养成分	蛋白质、胆固醇、钙、磷、钾、镁等。
养生功效	明目益智、健脑益智、美容抗皱、通乳汁。

适宜人群： 肝硬化腹水、孕妇产后乳汁缺少以及脾胃虚弱、饮食不香、小儿麻疹初期、痔疮出血、慢性久痢、甲亢等病症者。

不宜人群： 感冒者、高脂血症患者。

烹饪提示： 在熬鲫鱼汤时，可以先用油煎一下，再用开水小火慢熬，鱼肉中的嘌呤就会逐渐溶解到汤里，整个汤呈现出乳白色，味道更鲜美。

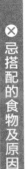宜搭配的食物及功效

鲫鱼+黑木耳
两者同食可强补核酸，润肤抗老

鲫鱼+花生
营养互补，同食有健脑益智的作用

鲫鱼+豆芽
营养互补，同食有降血脂、利湿之功效

鲫鱼+莼菜
功效相辅，同食有下气止呕的作用

鲫鱼+豆腐
两者同食有助消化，可促进乳汁分泌

鲫鱼+西红柿
营养互补，同食有利湿、开胃的作用

忌搭配的食物及原因

⊗鲫鱼+猪肉
两者同食易产生不良反应，影响营养吸收

⊗鲫鱼+蜂蜜
两者皆含活性物质，同食易产生不良反应

⊗鲫鱼+芥菜
同食易产生刺激物质，伤害肾脏，引发水肿

⊗鲫鱼+冬瓜
两者皆利水，同食功效加倍，导致身体脱水

⊗鲫鱼+猪肝
鲫鱼中的活性物质会降低猪肝中的营养

⊗鲫鱼+鸡肉
两者性味功能不合，同食不利于功效发挥

鲢鱼

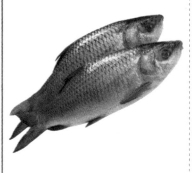

别　　名	白鲢、胖子、苏鱼、白脚鲢。
营养成分	蛋白质、脂肪、维生素E、钾、磷、钙等。
养生功效	温中益气、利水止咳、预防癌症。

适宜人群：脾胃气虚、营养不良、肾炎水肿、小便不利、肝炎患者。

不宜人群：甲亢、感冒、发烧、痈疖疔疮、无名肿毒、瘙痒性皮肤病、目赤肿痛、口腔溃疡、大便秘结、红斑狼疮等病症患者。

烹饪提示：鲢鱼适用于烧、炖、清蒸、油浸等烹调方法，尤以清蒸、油浸最能体现出鲢鱼清淡、鲜香的特点。

宜搭配的食物及功效

鲢鱼+豆腐
营养互补，同食可促进钙质的吸收

鲢鱼+白萝卜
营养互补，同食有通乳、消肿的作用

鲢鱼+莲藕
营养互补，同食有美容养颜的作用

鲢鱼+冬瓜
功效相辅，同食有通经下乳的作用

鲢鱼+丝瓜
功效相辅，同食有补虚、生血、通乳的作用

鲢鱼+青椒
营养互补，同食有健脑益智的作用

鲢鱼+赤小豆
两者同食利水作用更强，还可祛除脾胃寒气

鲢鱼+紫苏
功效相辅，同食有暖胃、补虚、平喘的作用

❌忌搭配的食物及原因

❌鲢鱼+西红柿
维生素C会对鱼肉里的铜产生抑制作用

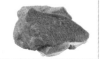
❌鲢鱼+猪肉
同吃容易产生不良反应，不利于健康

☆小贴士☆

将鱼去鳞、剖腹洗净后，放入盆中倒一些黄酒，就能除去鱼的腥味，并能使鱼滋味鲜美。

草鱼

别　　名	鲩鱼、混子、草鲩、草青、白鲩。
营养成分	蛋白质、脂肪、维生素E、钾、磷、钠、钙等。
养生功效	暖胃和中、平降肝阳、消除水肿、调低血压。

适宜人群：冠心病、高血压、高脂血症、水肿、肺结核、风湿头痛、体虚气弱者。

不宜人群：女子在月经期不宜食用。

烹饪提示：烹调草鱼时，可以不放味精，味道也很鲜美；炒鱼肉的时间不能过长，要用低温油炒至鱼肉变白即可。

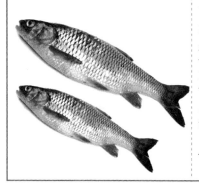

宜搭配的食物及功效

草鱼+蘑菇
营养互补，同食有健脑益智的作用

草鱼+胡椒粉
胡椒粉可去除鱼肉中的腥味

草鱼+豆腐
同食有助于钙质的吸收，可促进骨骼发育

草鱼+冬瓜
祛风、清热、平肝

草鱼+黑木耳
同食有促进血液循环的功效

草鱼+醋
同食可促进鱼肉中蛋白质和维生素的吸收

草鱼+莼菜
营养互补，有健脾和胃、利水消肿的作用

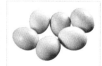
草鱼+鸡蛋
营养互补，同食有温补强身的作用

忌搭配的食物及原因

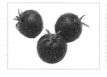
草鱼+甘草
功能相克，同食可能引起发烧等不良反应

草鱼+驴肉
同食易生成有毒物质，引发心脑血管病

草鱼+西红柿
维生素会抑制人体对鱼肉中铜元素的吸收

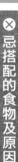

甲鱼

别　名：	鳖、团鱼、元鱼、水鱼、脚鱼。
营养成分：	碳水化合物、蛋白质、维生素A、烟酸等。
养生功效：	益气补虚、滋阴壮阳、益肾健体、净血散结。

适宜人群：腹泻、疟疾、痨热、肺结核有低热、骨结核、贫血、脱肛、子宫脱垂、崩漏带、甲亢等症患者。

不宜人群：孕妇、产后泄泻、脾胃阳虚、失眠、肠胃炎、胃溃疡、胆囊炎等消化系统疾病患者。

烹饪提示：杀甲鱼时，可将它的胆囊取出，将胆汁与水混合，再涂于甲鱼全身，稍等片刻，用清水把胆汁洗掉，就可除去腥味然后烹调。

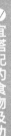
宜搭配的食物及功效

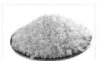
甲鱼+大米
同食可促进营养吸收，缓解阴虚痨热

甲鱼+山药
功效相辅，同食可补脾胃、滋肝肾

甲鱼+乌鸡
同食可滋阴补虚，治疗更年期综合征

甲鱼+蜂蜜
营养互补，同食可全面补充营养，保护心脏

甲鱼+枸杞
功效相辅，同食可补肾强精、延年益寿

甲鱼+桂圆
补脾胃、益心肺、滋肝肾

甲鱼+鸽肉
功效相似，同食可滋肾益气、润肤养颜

甲鱼+生姜
平衡冷热，同食可滋阴补肾、填精补髓

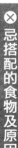
忌搭配的食物及原因

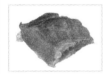
⊗ 甲鱼+猪肉
同食会助寒性，容易引起腹痛

⊗ 甲鱼+柑橘
柑橘中的果酸会使甲鱼中的蛋白质凝结

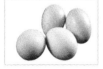
⊗ 甲鱼+鸡蛋
同食会导致蛋白质变性，降低营养价值

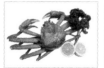
⊗ 甲鱼+螃蟹
两者皆性寒，同食大寒，可能会引起堕胎

鱿鱼

别　名	柔鱼、枪乌贼、竹快子、小管仔。
营养成分	蛋白质、脂肪、维生素E、钠、磷、镁等。
养生功效	补虚养气、滋阴养颜、预防糖尿病。

适宜人群：骨质疏松症、缺铁性贫血、月经不调、老年痴呆症患者。

不宜人群：内分泌失调、甲亢、皮肤病、脾胃虚寒、过敏性体质患者。

烹饪提示：食用新鲜鱿鱼时一定要去除内脏，因为其内脏中含有大量的胆固醇。鱿鱼须煮熟透后再食，因为鲜鱿鱼中有多肽，若未煮透就食用，会导致肠运动失调。

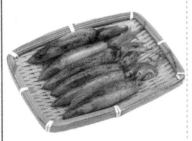

宜搭配的食物及功效

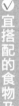

 鱿鱼+猪蹄
营养互补，同食可加速新陈代谢，美肤养颜

 鱿鱼+银耳
功效相辅，同食能减少脂肪吸收

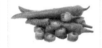 **鱿鱼+辣椒**
平衡冷热，同食可刺激食欲、缓解疲劳

 鱿鱼+竹笋
功效相辅，同食可滋阴养胃、补虚润肤

 鱿鱼+黑木耳
功效相辅，同食有排毒、造血的作用

 鱿鱼+虾
功效相辅，同食可预防动脉硬化

忌搭配的食物及原因

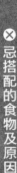

 鱿鱼+西红柿
维生素C会与鱿鱼中的砷化物结为有毒物

 鱿鱼+柿子
同食会产生有毒物质，引起身体不适

 鱿鱼+茄子
功效相佐，同食会降低功效，损伤身体

 鱿鱼+橙子
同食会产生毒素，容易引起腹泻

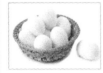 **鱿鱼+鸭蛋**
两者味道皆腥，同食会有怪味

 鱿鱼+茶叶
同食会影响鱿鱼中蛋白质的吸收

黄鱼

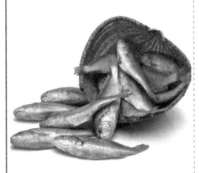

别　　名	石首鱼、黄鱼。
营养成分	蛋白质、脂肪、磷、铁、维生素B₁、烟酸等。
养生功效	开胃益气、调中止痢、明目安神、补血养神。

适宜人群：贫血、头晕及体虚等病症者。

不宜人群：患哮喘、过敏等病症者。

烹饪提示：清洗黄鱼不必剖腹，可以用筷子从口中搅出肠肚，再用清水冲洗几遍即可。煎鱼时，先把锅烧热，再用油滑锅，当油烧至出清烟时，油已达到八成热，这时放入鱼，不易粘锅。

宜搭配的食物及功效

黄鱼+莼菜
营养互补，同食可开胃、增食欲

黄鱼+苹果
营养互补，同食有助于营养的全面补充

黄鱼+雪里蕻
同食可促进动、植物蛋白的互补，补虚养身

黄鱼+竹笋
营养互补，同食可补气开胃、填精安神

黄鱼+荠菜
营养互补，同食可补血止血、强健身体

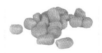

黄鱼+玉米
营养互补，同食可健脑益智、增强记忆力

黄鱼+丝瓜
营养互补，同食可活血通经、增强免疫

黄鱼+茼蒿
营养互补，同食可暖胃益脾、化气生肌

忌搭配的食物及原因

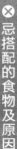

黄鱼+荞麦
两者皆为不易消化之物，故不宜同食

黄鱼+牛油
两者皆不易消化，同食会加重肠胃负担

黄鱼+羊油
两者皆不易消化，同食会加重肠胃负担

黄鱼+洋葱
同食会降低蛋白质的吸收，形成结石

鳝鱼

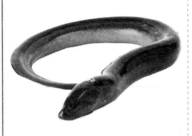

别　　名	鳝鱼、长鱼、鳝鱼、无鳞公子、海蛇。
营养成分	蛋白质、磷、钾、钙、烟酸、维生素B$_2$等。
养生功效	补气养血、补脑益智、祛风湿、强筋骨。

适宜人群： 风湿痹痛、四肢酸痛、高脂血症、冠心病、动脉硬化、糖尿病、肩周炎患者。

不宜人群： 瘙痒性皮肤病、痼疾宿病、支气管哮喘、淋巴结核、癌症、红斑性狼疮等病症患者。

烹饪提示： 将鳝鱼背朝下铺在砧板上，用刀背从头至尾拍打一遍，这样可使烹调时受热均匀，更易入味。鳝鱼肉紧，拍打时可用力大些。

宜搭配的食物及功效

鳝鱼+莲藕
鳝鱼偏酸，莲藕偏碱，同食有助平衡酸碱

鳝鱼+金针菇
功效相辅，同食有补虚、降糖、降脂的作用

鳝鱼+青椒
功效相辅，同食能起到很好的降血糖作用

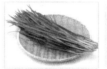
鳝鱼+韭菜
功效相似，同食可使补肾强精的作用倍增

鳝鱼+豆腐
营养互补，同食可促进钙质的吸收

鳝鱼+松子
功效相似，同食可激发活力、美容养颜

忌搭配的食物及原因

鳝鱼+柿子
柿子中的鞣酸易与钙生成不易消化的物质

鳝鱼+山楂
山楂中的鞣酸会影响人体对蛋白质、钙的吸收

鳝鱼+南瓜
同食会引起滞气，不利于营养素的吸收

鳝鱼+菠菜
性味相克，冷热交加，同食易导致腹泻

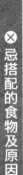
鳝鱼+狗肉
鳝鱼温热，狗肉助火，同食不利身体

鳝鱼+葡萄
葡萄中的鞣酸会影响人体对蛋白质、钙的吸收

泥鳅

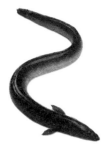

别　　名	鳅鱼、黄鳅、鱼鳅，和鳅，委蛇，粉鳅。
营养成分	蛋白质、烟酸、维生素E、钙、磷、钾等。
养生功效	补中益气、强精补血、利水祛湿、止虚汗。

适宜人群： 一般人群均可食用。尤适宜身体虚弱、脾胃虚寒、营养不良、小儿体虚盗汗者，老年人及有心血管疾病、急慢性肝炎及黄疸之人，急性黄疸型肝炎者。

不宜人群： 无阴虚火盛者忌食。

烹饪提示： 泥鳅买来后，要先用清水漂养一段时间。

宜搭配的食物及功效

♥ 泥鳅+豆腐
营养互补，同食可清热解毒，增强免疫力

♥ 泥鳅+黑木耳
营养互补，同食有益气强身、健肤抗衰的作用

忌搭配的食物及原因

⊗ 泥鳅+螃蟹
功能正好相反，同食会降低功效，引起不适

⊗ 泥鳅+黄瓜
两者功效相佐，同食会降低功效，不利于营养素的吸收

带鱼

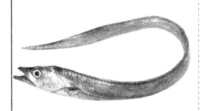

别　　名	刀鱼、裙带鱼、柳鞭鱼、带柳、晦刀鱼。
营养成分	蛋白质、脂肪、钾、磷、钠、钙、烟酸等。
养生功效	强心补肾、舒筋活血、泽肤、补气、养血。

适宜人群： 老人、儿童、孕产妇，老年痴呆症、气短乏力、久病体虚、血虚头晕、营养不良及皮肤干燥者。

不宜人群： 有疥疮、湿疹等皮肤病、癌症、淋巴结核、支气管哮喘等病症者，以及肥胖者。

烹饪提示： 带鱼腥气较重，烹调方式宜选红烧、糖醋，不适合清蒸。

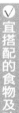

宜搭配的食物及功效

♥ 带鱼+豆腐
营养互补，同食营养更全面，有助补充钙质

♥ 带鱼+苦瓜
营养互补，同食有清热解毒、保护肝脏的作用

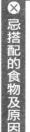

忌搭配的食物及原因

⊗ 带鱼+菠菜
草酸会和带鱼中的蛋白反应，不利营养的吸收

⊗ 带鱼+南瓜
同食容易引起滞气，对身体不利

鲇鱼

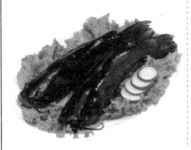

别　　名	鲶鱼、胡子鲢、黏鱼、生仔鱼。
营养成分	蛋白质、脂肪、钠、钾、磷、钙等。
养生功效	滋阴养血、补中气、催乳、开胃、利小便。

适宜人群：老年人、儿童，体弱虚损、营养不良、小便不利、水肿者。

不宜人群：痼疾、疮疡者忌食。

烹饪提示：鲇鱼体表黏液丰富，在宰杀后先放入沸水中烫一下，然后再用清水洗净，即可去掉黏液。

宜搭配的食物及功效

鲇鱼+豆腐
营养互补，同食可提高营养的吸收率

 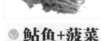

鲇鱼+菠菜
功效相辅，同食有清热解毒、消除水肿、消脂减肥的作用

忌搭配的食物及原因

鲇鱼+牛肉
功效相佐，同食容易产生有害物质，伤害身体

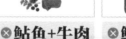

鲇鱼+鹿肉
同食会产生不利人体的物质，影响神经系统功能

鳗鱼

别　　名	蛇鱼、风鳗、白鳝、青鳝、青鳗、毛鱼。
营养成分	蛋白质、磷、钾、钠、钙、维生素E、烟酸等。
养生功效	补虚养血、强精壮肾、美容抗衰、祛湿抗痨

适宜人群：一般人群均可食用。适宜夜盲症、贫血、肺结核患者。

不宜人群：鳗鱼是发物，患慢性病及水产品过敏的人忌食；感冒、发热、红斑狼疮患者忌食。

烹饪提示：鳗鱼的油脂含量颇多，应用蒸的方式来消除脂肪，更有益健康。

宜搭配的食物及功效

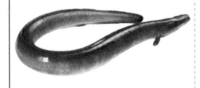

鳗鱼+豆腐
营养互补，同食能增加蛋白质的吸收

鳗鱼+马蹄
功效相辅，同食有清热解毒、养肝明目的作用

忌搭配的食物及原因

鳗鱼+牛肝
二者起生化反应，不利于健康

鳗鱼+荞麦
同食会影响消化，不利营养的吸收

鲍鱼

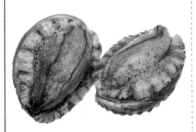

别　　名	鰒鱼、鲍螺、九孔、阔口鱼、白冀、盘鲍。
营养成分	蛋白质、碳水化合物、钠、钙、胆固醇等。
养生功效	养阴调经、清热平肝、滋阴潜阳、润燥利肠。

适宜人群：高血压患者、糖尿病患者。

不宜人群：痛风、感冒、发热、喉咙痛者慎食。

烹饪提示：鲍鱼要在冷水中浸泡48小时。将干鲍四周刷洗干净，彻底去沙，否则会影响到鲍鱼的口感与品质，然后先蒸后炖。食用的鲍鱼，应软硬适度，咀嚼起来有弹牙之感，伴有鱼的鲜味，入口软嫩柔滑，香糯粘牙。

宜搭配的食物及功效

◉鲍鱼+竹笋
营养互补，同食可全面补充营养，促进吸收

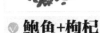

◉鲍鱼+枸杞
功效相辅，同食有益气养血、补肝的作用

忌搭配的食物及原因

⊗鲍鱼+鸡肉
功效相佐，同食会相互减弱营养价值

⊗鲍鱼+牛肝
同食易引起消化不良，导致身体不适

牡蛎

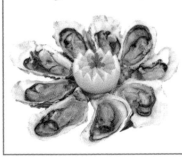

别　　名	蛎蛤、牡蛤、海蛎子壳、鲜蚵。
营养成分	碳水化合物、蛋白质、钾、钙、维生素E等。
养生功效	平肝潜阳、净化瘀血、滋容养颜。

适宜人群：糖尿病、甲亢、失眠、高血压、动脉硬化、高脂血症、癌症等病症者及更年期女性、孕妇。

不宜人群：急慢性皮肤病以及脾胃虚寒、慢性腹泻便溏、痛经等病症者。

烹饪提示：煮熟的牡蛎，壳是稍微打开的，这表示煮之前是活的。

宜搭配的食物及功效

◉牡蛎+鸡蛋
营养互补，同食有助补锌，促进骨骼生长

◉牡蛎+百合
功效互补，同食有滋阴养血的作用，可治疗失眠

忌搭配的食物及原因

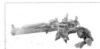

⊗牡蛎+芹菜
芹菜中的溶性食物纤维，会降低人体对牡蛎中锌的吸收能力

⊗牡蛎+啤酒
同食会产生刺激性物质，容易诱发痛风

干贝

别　　名	江瑶柱、马甲柱、角带子、瑶柱、蜜丁。
营养成分	蛋白质、钾、磷、维生素E、镁、铁等。
养生功效	滋阴补肾、调中下气、降血压降胆固醇。

适宜人群：食欲不振、消化不良、老年夜尿频多、高脂血症、动脉硬化、冠心病等病症者与各种癌症患者化疗后以及糖尿病、红斑性狼疮、干燥综合征等。

不宜人群：儿童、痛风患者忌食。

烹饪提示：干贝烹调前应用温水浸泡涨发。

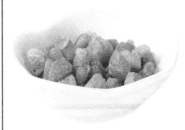

宜搭配的食物及功效

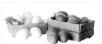

☑ 干贝+鸡蛋
味道鲜香，营养互补，同食可全面补充营养

☑ 干贝+瘦肉
营养互补，同食能滋阴补肾

忌搭配的食物及原因

☒ 干贝+香肠
同食容易形成亚硝胺，增加患癌症的几率

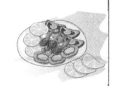

海蜇

别　　名	水母。
营养成分	蛋白质、钙、磷、铁、碘、维生素A等。
养生功效	清热化痰、消积化滞、润肠通便、扩张血管

适宜人群：多痰、哮喘、头风、风湿关节炎、高血压、溃疡等病症患者，大便燥结者，皮肤干燥者。

不宜人群：肝性脑病、急性肝炎、肾衰竭、甲亢、慢性肠炎、缺铁性贫血患者。

烹饪提示：食用凉拌海蜇时应适当放些醋，否则会使海蜇"走味"。

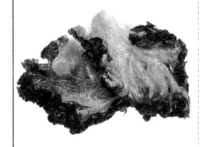

宜搭配的食物及功效

☑ 海蜇+猪肉
功效相辅，同食可缓解支气管哮喘症状

☑ 海蜇+黑木耳
功效相辅，同食润肠、美白、降压

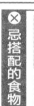

忌搭配的食物及原因

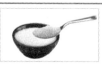

☒ 海蜇+白糖
海蜇不能用白糖腌制，否则储藏时间会缩短

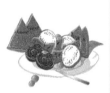

海参

别　　名	海男子、土肉、刺参、海鼠、海瓜皮。
营养成分	蛋白质、钠、钙、镁、维生素E、烟酸等。
养生功效	滋阴养血、补肾、美容养颜、促进发育。

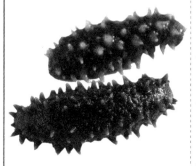

适宜人群： 气血不足、肾阳不足、阳痿遗精、肝炎、高脂血症、冠心病、动脉硬化等病症者。

不宜人群： 患肝硬化、感冒、咳痰、气喘、急性肠炎、菌痢及大便溏薄等病症者忌食。

烹饪提示： 海参烹调前应先用冷水泡发。发好的海参不能久存，最好不超过3天，存放期间用凉水浸泡上，每天换水2~3次，不要沾油，或放入不结冰的冰箱中。

宜搭配的食物及功效

海参+鸭肉
功效相辅，同食有补肝肾、滋阴液的作用

海参+大葱
功效相辅，同食有益气补肾的作用

海参+豆腐
营养互补，同食可补充碘，促进营养吸收

海参+菠菜
营养互补，同食有补血补铁的作用

海参+竹笋
功效相辅，同食有滋阴润燥的作用

海参+枸杞
补肾益气、养血润燥

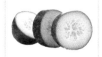
海参+冬瓜
功效相辅，同食有降压降脂的作用

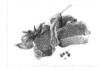
海参+羊肉
功效相辅，同食有补肾益精的作用

忌搭配的食物及原因

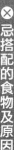

⊗ 海参+葡萄
同食易发生生化反应，降低营养

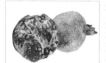
⊗ 海参+石榴
同食易发生生化反应，引起腹痛、恶心

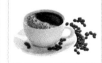
⊗ 海参+咖啡
咖啡中的物质会影响人体对营养的吸收

⊗ 海参+醋
醋会改变海参中蛋白质的结构，降低营养

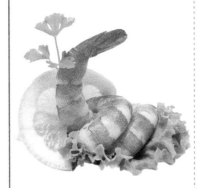

虾

别　　名	开洋、曲身小子、河虾、草虾、虎头公。
营养成分	蛋白质、磷、钾、钠、钙、维生素E等。
养生功效	补肾壮阳、通乳催乳、缓解神经衰弱。

适宜人群： 肾虚阳痿、男性不育症者、腰脚虚弱无力、小儿麻疹、水痘、中老年人缺钙所致的小腿抽筋等病症者及孕妇。

不宜人群： 高脂血症、动脉硬化、肝硬化、风湿性关节炎、皮肤疥癣、过敏性鼻炎、支气管哮喘等病症者。

烹饪提示： 煮虾的时候滴少许醋，可让煮熟的虾壳颜色鲜红亮丽，吃的时候，壳和肉也容易分离。

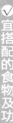

宜搭配的食物及功效

虾+燕麦
营养互补，同食有利牛磺酸的合成

虾+豆苗
营养互补，同食能促进食欲，增强体质

虾+韭菜花
功效相辅，同食可治夜盲、干眼、便秘

虾+枸杞
功效相辅，同食有补肾壮阳的作用

虾+白菜
功效相辅，同食有益气润燥的作用

虾+豆腐
营养互补，同食有助补充蛋白质和钙质

虾+牛奶
功效相辅，同食有补钙强骨的作用

虾+西蓝花
功效相辅，同食有补脾和胃的作用

虾+丝瓜
功效相辅，同食有美容养颜的作用

虾+猪肝
猪肝富含的维生素D，可促进钙的吸收

虾+莲藕
功效相辅，同食有补脾益气的作用

虾+鸡蛋
功效相辅，同食有补肾壮阳的作用

忌搭配的食物及原因

✕ 虾+西瓜
功效相佐，同食会降低免疫力，引起腹泻

✕ 虾+猪肉
猪肉助湿热而动火，同食会耗人阴精

✕ 虾+南瓜
同食会产生有毒的砷化物，导致中毒

✕ 虾+西红柿
同食会生成有毒物质，导致免疫力下降

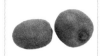
✕ 虾+猕猴桃
功效相克，同食会降低功效，对人体不利

✕ 虾+黄豆
同食容易滞气，导致消化不良

✕ 虾+红枣
同食会产生有毒的砷化物，使免疫力下降

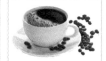
✕ 虾+咖啡
咖啡因能促使体内钙的流失，降低营养

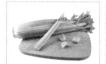
✕ 虾+芹菜
功能相克，虾补元气，芹菜伤元气

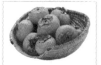
✕ 虾+柿子
同食会形成不易消化的物质，引起腹痛

✕ 虾+浓茶
茶水中的茶碱能阻止人体对钙的吸收

✕ 虾+橄榄
同食易产生刺激物，容易导致腹泻、呕吐

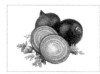
✕ 虾+洋葱
同食容易形成草酸钙，产生结石

✕ 虾+葡萄
鞣酸易与蛋白质结合，刺激黏膜，导致腹泻

✕ 虾+山楂
同食会产生毒素，引起恶心、呕吐等症状

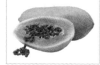
✕ 虾+木瓜
同食会产生毒素，容易导致腹痛、头晕

☆ 小贴士 ☆

　　虾中含有20%的蛋白质，是蛋白质含量很高的食品之一，是鱼、蛋、奶的几倍甚至十几倍。虾和鱼肉相比，所含的人体必需氨基酸缬氨酸并不高，但却是营养均衡的蛋白质来源。

螃蟹

别　　名	鳌毛蟹、梭子蟹、青蟹。
营养成分	蛋白质、钾、钙、磷、维生素E、烟酸等。
养生功效	清热解毒、补骨添髓、养筋活血。

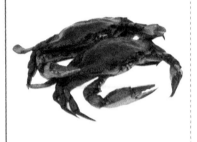

适宜人群：跌打损伤、筋断骨碎、瘀血肿痛、产妇胎盘残留、骨质疏松症者。

不宜人群：伤风、发热、慢性胃炎、胃及十二指肠溃疡、高脂血症、冠心病、风湿性关节炎、痛经等病症者。

烹饪提示：螃蟹体内常有沙门菌，烹制时一定要彻底加热，否则易导致急性胃肠炎或食物中毒，甚至危及人的生命。

✔ 宜搭配的食物及功效

♥ 螃蟹+黄酒
黄酒可以抑制螃蟹的寒凉，活血通窍

♥ 螃蟹+生姜
性味互补，生姜还能杀灭螃蟹中的细菌

♥ 螃蟹+冬瓜
养精益气

♥ 螃蟹+糯米
治水肿、催乳

♥ 螃蟹+大蒜
益精气、解毒

♥ 螃蟹+洋葱
滋阴清热、活血化瘀

✘ 忌搭配的食物及原因

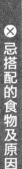

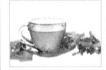

✘ 螃蟹+茶
茶水中含有较多的鞣酸，会产生有毒物质

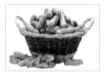

✘ 螃蟹+花生
花生脂肪多，蟹擅通利，同食易导致腹泻

✘ 螃蟹+香瓜
香瓜性寒，与蟹同吃后会对肠胃造成影响

✘ 螃蟹+梨
梨味甘微酸性寒，蟹也性寒，同食伤肠胃

✘ 螃蟹+土豆
同食易生成不易消化的物质，引发结石

✘ 螃蟹+柿子
蟹和柿子都属寒凉之物，同食易导致不适

鲈鱼

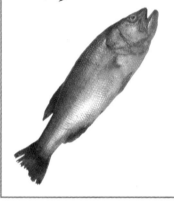

别　　名	四鳃鱼、花鲈、鲈板。
营养成分	蛋白质、烟酸、维生素B₂、钙、钾等。
养生功效	健脾益肾、补气安胎、健身补血等功效。

适宜人群：贫血、头晕、慢性肾炎、习惯性流产、女性妊娠水肿、胎动不安、产后乳汁缺乏者。

不宜人群：皮肤病疮肿患者。

烹饪提示：将鲈鱼刨开洗净后，在牛奶中泡一会儿，既能去腥，又能增加鲜味。

宜搭配的食物及功效

♥ 鲈鱼+生姜
功效相辅，同食可补虚养身、补中安胎

♥ 鲈鱼+胡萝卜
功效相辅，同食有益智的作用

♥ 鲈鱼+南瓜
功效相辅，同食可增强免疫，预防感冒

♥ 鲈鱼+人参
功效相辅，同食有活血生机的作用

♥ 鲈鱼+豆腐
营养互补，可增加蛋白质的吸收

♥ 鲈鱼+西红柿
营养互补，同食有缓解神经衰弱的作用

❌忌搭配的食物及原因

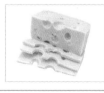
❌ 鲈鱼+奶酪
同食会不易消化，影响人体对钙的吸收

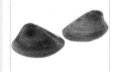
❌ 鲈鱼+蛤蜊
同食容易造成铜、铁的流失

☆ 小贴士 ☆

　　鲈鱼有多种烹饪方法，常见的有红烧、清蒸或做羹、汤，其味鲜美。鲈鱼亦可腌制食用，最有名的是"鲈鱼脍"。

水果类

　　水果是指多汁且有甜味的植物果实。水果是人们摄取维生素A和维生素C的主要来源，大部分水果都是有益身体的食品。本节主要介绍水果类食物的饮食相宜与相克，让您避开水果的饮食误区。

苹果

别　　名	滔婆、奈、奈子、频婆、苹婆、超凡子。
营养成分	碳水化合物、维生素C、钾、磷、钙、镁等。
养生功效	生津润肺、消食健胃、止渴止泻、防癌抗癌。

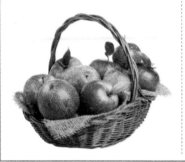

适宜人群：一般人群均可食用。尤适宜慢性胃炎、神经性结肠炎、便秘、癌症、贫血患者和维生素C缺乏者。

不宜人群：胃寒病、糖尿病、冠心病患者慎食。

烹饪提示：苹果核中含有微量的氰化物，有毒性，请注意不要嚼碎和吞食。

宜搭配的食物及功效

♥苹果+牛奶
功效相辅，同食有生津除热的作用

♥苹果+香蕉
营养互补，同食可防止铅中毒

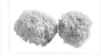
♥苹果+银耳
功效相辅，同食有润肺止咳的作用

♥苹果+绿茶
营养互补，同食可促进肠胃消化、吸收

忌搭配的食物及原因

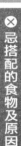

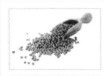
✕苹果+绿豆
功效相克，同食容易导致中毒

✕苹果+白萝卜
同食会抑制甲状腺的作用，导致甲状腺肿大

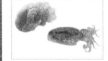
✕苹果+海味
苹果中的鞣酸易与海味产生反应，引起腹痛

梨

别　　名	快果、玉乳、果宗、蜜父、雪梨、香水梨。
营养成分	碳水化合物、维生素C、钾、磷、钙等。
养生功效	生津润燥、清肺止咳、清热化痰、开胃护肝。

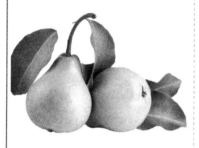

适宜人群：咽喉发痒干痛、急慢性支气管炎、肺结核、高血压、小儿百日咳、鼻咽癌、喉癌、肺癌、缺铁性贫血、痔疮、更年期综合征患者。

不宜人群：脾虚便溏、慢性肠炎、胃寒病、寒痰咳嗽或外感风寒咳嗽以及糖尿病患者及产妇和经期中的女性。

烹饪提示：为防止农药危害身体，最好将梨洗净削皮后再食用。

宜搭配的食物及功效

梨+猪肺
功效相辅，同食有清热润肺的作用

梨+蜂蜜
功效相辅，同食可滋润咽喉，缓解咳嗽

梨+冰糖
功效相辅，同食可改善呼吸系统和肺功能

梨+姜汁
功效相辅，同食有止咳、润肺、祛寒的作用

梨+丁香
丁香可减轻梨的寒性，有理气化痰的作用

梨+银耳
功效相辅，同食有润肺止咳的作用

梨+山楂
功效相辅，同食有消食的作用

梨+核桃
功效相辅，同食可止咳化痰，治疗百日咳

忌搭配的食物及原因

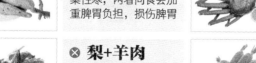
⊗ 梨+鹅肉
梨性寒，两者同食会加重脾胃负担，损伤脾胃

⊗ 梨+螃蟹
两者皆性寒，同食会刺激肠胃，导致腹泻

⊗ 梨+羊肉
梨中的酶可将羊肉的酵素分解，阻碍消化

⊗ 梨+胡萝卜
胡萝卜素是脂溶性的，同食会降低营养

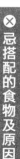

香蕉

别　　名	蕉子、蕉果、甘蕉。
营养成分	碳水化合物、维生素C、钾、磷、果糖等。
养生功效	清热解毒、补充能量、降低血压、滋润肠道。

适宜人群：减肥、喉癌、大便干燥难解、痔疮、肛裂、癌症、更年期综合征、痛经者。

不宜人群：慢性肠炎、慢性肾功能衰竭、虚寒腹泻、经常大便溏薄、急性风寒感冒咳嗽、糖尿病患者，以及胃酸过多、关节炎或肌肉疼痛者。

烹饪提示：因香蕉含有多量的钾，故胃酸过多、胃痛、消化不良、肾功能不全者应慎食。

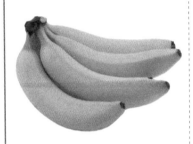

宜搭配的食物及功效

香蕉+牛奶
同食可提高对维生素B₁₂的吸收

香蕉+燕麦
同食可提高血清素含量，改善睡眠

香蕉+苹果
同食可促进铅的排出，减轻铅中毒症状

香蕉+芒果
同食可增进食欲，防癌抗癌

香蕉+芝麻
同食可促进消化，防治便秘

香蕉+银耳
功效相辅，同食有生津整肠的作用

香蕉+桃子
功效相辅，同食有生津润喉的作用

香蕉+巧克力
功效相辅，同食可兴奋神经、舒缓疲劳

忌搭配的食物及原因

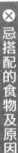

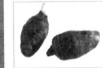
香蕉+芋头
同食不易消化，容易引起腹胀

香蕉+西瓜
两者皆为寒性，同食容易引起腹泻

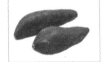
香蕉+红薯
同食不易消化，容易引起身体不适

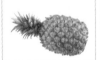
香蕉+菠萝
同食会增加血钾浓度，加重肾脏负担

杏

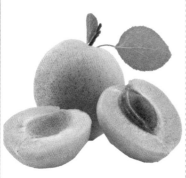

别　名	杏果、甜梅、杏实、杏子。
营养成分	碳水化合物、膳食纤维、钾、磷、钙等。
养生功效	止渴生津、清热去毒、止咳平喘。

适宜人群：干咳无痰、肺虚久咳、便秘、因伤风感冒引起的多痰、咳嗽气喘、大便燥结者。

不宜人群：产妇、幼儿、糖尿病患者。

烹饪提示：未成熟的杏不可生吃。杏虽好吃，但不可食之过多。杏的酸液能腐蚀牙齿，因此食用后应立即漱口或刷牙。

宜搭配的食物及功效

杏+猪肺
功效相辅，同食有润肺、止咳的作用

杏+红枣
功效相辅，同食可治神经衰弱、头晕等症

杏+豆类
同食可促进B族维生素的吸收

杏+蛋黄
同食可促进人体对B族维生素的吸收

杏+花菜
同食可促进机体对叶酸的吸收

杏+生姜
功效相辅，同食有止咳化痰的作用

忌搭配的食物及原因

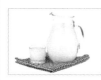
杏+牛奶
同食会影响人体蛋白质的吸收

杏+猪肉
同食会产生不良反应，容易引起腹泻

杏+李子
两者酸性较强，过食会伤胃，引起胃病

杏+猪肝
两者同食易降低铁、铜等的吸收

杏+黄瓜
黄瓜中的酶会破坏杏中的维生素C

杏+胡萝卜
同食会破坏胡萝卜素，降低营养

西瓜

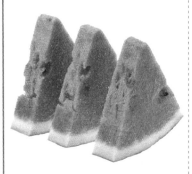

别　　名	寒瓜、夏瓜、水瓜。
营养成分	碳水化合物、钾、钙、维生素C、维生素E等。
养生功效	清肺润肺、和中止渴、清热解暑、抗衰老。

适宜人群： 慢性肾炎、高血压、黄疸肝炎、胆囊炎、膀胱炎、水肿、甲亢、痛风、口疮等症患者。

不宜人群： 慢性肠炎、胃炎、胃及十二指肠溃疡等属于虚冷体质的人，糖尿病患者，产妇及经期中的女性。

烹饪提示： 西瓜做菜的最佳部位是瓜皮。西瓜皮又名翠皮或青衣，削去表层老皮后可切成丝、片、块，采用烧、煮、炒、焖、拌等方法烹调。

宜搭配的食物及功效

✓ 西瓜+大蒜
营养互补，同食有消炎杀菌的作用

✓ 西瓜+绿茶+薄荷
同食有提神醒脑、振作情绪的作用

✓ 西瓜+冬瓜
同食可治疗暑热烦渴、尿浊等症

✓ 西瓜+鳝鱼
同食有清热解毒、生津止渴的作用

✓ 西瓜+鸡蛋
功效相辅，同食有滋阴润燥的作用

忌搭配的食物及原因

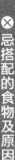

✗ 西瓜+冰激凌
两者皆为寒性，同食易导致腹泻

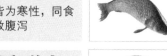

✗ 西瓜+鲫鱼
同食会降低人体对锌的吸收，降低营养价值

✗ 西瓜+羊肉
功效相克，同食会导致腹胀、腹泻、腹痛

✗ 西瓜+猕猴桃
同食容易造成营养素的流失

✗ 西瓜+虾
两者皆为寒性，同食会伤害脾胃

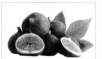

✗ 西瓜+山竹
两者皆为寒性，同食会刺激肠胃，伤害肾脏

葡萄

别　　名	草龙珠、山葫芦、蒲桃、菩提子。
营养成分	碳水化合物、钾、维生素C、磷、烟酸等。
养生功效	健脾和胃、缓解疲劳、预防血栓、抗衰老。

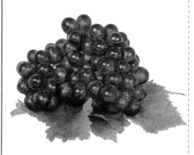

适宜人群： 冠心病、脂肪肝、癌症、肾炎、贫血、风湿性关节炎、缺铁性贫血、心悸、肩周炎患者。

不宜人群： 糖尿病、便秘、阴虚内热、津液不足者，肥胖者，脾胃虚寒者，服用人参者。

烹饪提示： 清洗葡萄一定要彻底，先把果粒都摘下来，用清水泡5分钟左右，再逐个清洗。

✓ 宜搭配的食物及功效

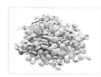
葡萄+薏米
健脾利湿

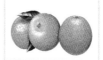
葡萄+橙子
营养互补，同食可全面补充营养，预防贫血

葡萄+枸杞
功效相似，同食有补血养气的作用

葡萄+山药
功效相辅，同食有补虚养身的作用

葡萄+蜂蜜
功效相辅，同食可治疗感冒、哮喘

葡萄+粳米
功效相辅，同食有抗酸化和抗氧化的作用

✗ 忌搭配的食物及原因

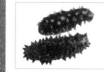
葡萄+海参
葡萄中的单宁会阻碍人体对钙的吸收

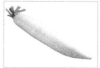
葡萄+白萝卜
同食会抑制甲状腺的作用，导致甲状腺肿大

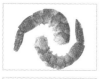
葡萄+虾仁
同食会降低蛋白质的营养价值

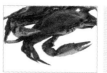
葡萄+螃蟹
同食会加重肠胃负担，引起不适

葡萄+海蜇
同食会形成不易消化的物质，引起呕吐、腹胀

葡萄+骆驼肉
骆驼肉助热，同食容易生热病

草莓

别　　名	大草莓、士多啤梨、红莓、地莓。
营养成分	碳水化合物、维生素C、果糖、柠檬酸等。
养生功效	润肺生津、明目养肝、健脾调胃、消暑解热。

适宜人群： 风热咳嗽、咽喉肿痛、缺铁性贫血、腹泻如水者及鼻咽癌、肺癌、扁桃体癌、喉癌、坏血病、动脉硬化、冠心病、脑溢血患者。

不宜人群： 脾胃虚弱、肺寒腹泻者及孕妇。

烹饪提示： 洗草莓时，千万不要把草莓蒂摘掉。

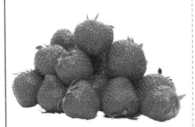

宜搭配的食物及功效

草莓+牛奶
同食有助于对维生素B₁₂的吸收

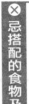

草莓+苹果
同食会促进肠道蠕动，防止便秘

忌搭配的食物及原因

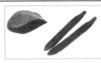

⊗ 草莓+牛肝+黄瓜
与这些食物同食会破坏维生素C，降低营养价值

⊗ 草莓+樱桃
樱桃性温，同食容易上火

柑橘

别　　名	桔子、黄橘、蜜橘、福橘。
营养成分	碳水化合物、脂肪、维生素C、钙、镁等。
养生功效	理气燥湿、化痰止咳、健脾和胃、疏肝止痛。

适宜人群： 老年心血管病、动脉硬化、缺铁性贫血、更年期综合征、痛经、慢性支气管炎、老年气喘患者。

不宜人群： 风寒咳嗽、多痰、糖尿病、口疮、食欲不振、便秘、咳嗽者。

烹饪提示： 橘皮加糖煎服能治感冒。

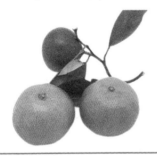

宜搭配的食物及功效

柑橘+黑木耳
功效相辅，同食可清热解毒，治疗痛经

柑橘+玉米
营养互补，同食有利于对维生素的消化与吸收

忌搭配的食物及原因

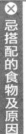

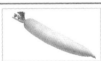

⊗ 柑橘+白萝卜
两者中的物质易发生反应，容易诱发甲状腺肿大

⊗ 柑橘+猪肝
维生素C会造成猪肝中铁、铜的氧化，降低营养

柚子

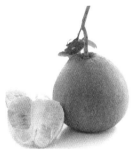

别　　名	文旦、香抛、霜柚、臭橙。
营养成分	碳水化合物、蛋白质、钾、维生素C、磷、镁等。
养生功效	止咳平喘、清热化痰、健脾消食。

适宜人群： 消化不良、慢性支气管炎、咳嗽、痰多气喘、饮酒过量者。

不宜人群： 气虚体弱、腹部寒冷、腹泻、高血压及患肝功能疾病的人。

烹饪提示： 柚子买回来后，先放置一周，让其充分糖化后再吃会感觉水分明显增多，味道更甜。

宜搭配的食物及功效

柚子+鸡肉
功效相辅，同食有补肺、下气、消痰止咳的作用

柚子+蜂蜜
功效相辅，同食有清热排毒、美白祛斑的作用

忌搭配的食物及原因

 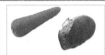

柚子+螃蟹
两者皆性凉，同食易刺激肠胃，容易引起腹泻

柚子+胡萝卜+猪肝
与这些食物同食会破坏维生素C，降低营养价值

榴莲

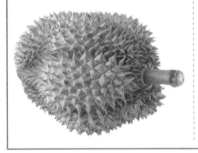

别　　名	韶子、麝香猫果。
营养成分	碳水化合物、钾、磷、维生素C、烟酸等。
养生功效	补肾壮阳、疏风清热、利胆退黄、杀虫止痒。

适宜人群： 体质偏寒者、病后及产妇。

不宜人群： 糖尿病、痔疮、肾病及心脏病患者，实热体质的人。

烹饪提示： 榴莲虽然好吃，但不可一次吃得太多，不然容易导致身体燥热。

宜搭配的食物及功效

榴莲+鸡汤
功效相辅，同食有活血散寒、缓解经痛的作用

榴莲+山竹
山竹可减轻榴莲的热性，减轻上火症状

忌搭配的食物及原因

 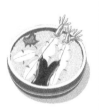

榴莲+酒
两者皆性热，同食会加重湿热，引起上火症状

哈密瓜

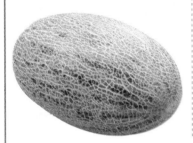

别　　名	雪瓜、贡瓜、甜瓜、甘瓜。
营养成分	蛋白质、膳食纤维、磷、钠、钾、维生素A等。
养生功效	清凉消暑、生津止渴、利便益气。

适宜人群：发烧、中暑、尿路感染、口鼻生疮、肾病、胃病、咳嗽痰喘、贫血、便秘患者及美容之人。

不宜人群：脚气病、黄疸、腹胀、便溏、糖尿病、寒性咳喘患者及产后、病后之人。

烹饪提示：哈密瓜性凉，一次不宜吃的过多，以免引起腹泻。

宜搭配的食物及功效

哈密瓜+百合
功效相辅，同食有润肺止咳、清心安神的作用

哈密瓜+胡萝卜
功效相辅，同食有益智醒脑、改善健忘的作用

忌搭配的食物及原因

哈密瓜+香蕉
两者含钾量都高，同食会加重肾脏负担

哈密瓜+螃蟹
两者皆寒，同食容易伤害脾胃，引起腹胀、腹痛

石榴

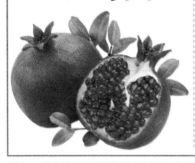

别　　名	安石榴、金罂、金庞、钟石榴、天浆。
营养成分	碳水化合物、膳食纤维、蛋白质、钾、磷等。
养生功效	健胃提神、增强食欲、驱虫止痢。

适宜人群：老人和儿童，发热、慢性腹泻、大便溏薄、肠滑久痢、酒醉烦渴、口臭者以及患扁桃体炎者。

不宜人群：大便秘结、糖尿病、急性盆腔炎、尿道炎以及感冒、肺气虚弱、肺病患者。

烹饪提示：石榴宜放在昏暗、阴凉处保存，如橱柜中，可保存石榴长达一个月。

宜搭配的食物及功效

石榴+山竹
功效相辅，同食有生津止渴、润喉清热的作用

石榴+生姜
功效相辅，同食可增加食欲，改善食欲不振

忌搭配的食物及原因

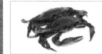

石榴+螃蟹
石榴含鞣酸较多，同食会降低螃蟹中蛋白质的价值

石榴+土豆
同食后会产生毒素，刺激胃肠，引起腹痛

荔枝

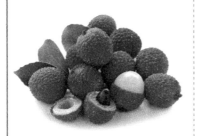

别　　名	丹荔、丽枝、香果、勒荔、离支。
营养成分	碳水化合物、蛋白质、钾、维生素C、叶酸等。
养生功效	补脾益肝、理气补血、温中止痛。

适宜人群： 一般人群均可食用。尤其适合痛经、体质虚弱、病后津液不足、贫血者以及脾虚腹泻或老年人五更泄，胃寒疼痛者，口臭者。

不宜人群： 妊娠女性及糖尿病患者，上火、阴虚所致的咽喉干疼、鼻出血等症，风湿性关节炎患者忌食。

烹饪提示： 荔枝可以放在冰箱冷冻保存。常温下荔枝保鲜不超过一周，低温保鲜期可以延长一个月左右。

宜搭配的食物及功效

荔枝+虾仁
同食可改善肝功能，加速毒素排除

荔枝+白酒
功效相辅，同食可缓解胃痛

荔枝+鸭肉
功效相辅，同食能补中益气、补血生津

荔枝+黄酒
功效相辅，同食补气血，治感冒

荔枝+扁豆
同食可健脾理气，促进消化，治疗慢性腹泻

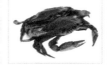

荔枝+螃蟹
螃蟹的寒性可以中和荔枝的热性，补益心肾

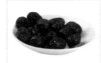

荔枝+红枣
功效相辅，同食可促进毛细血管的微循环

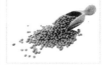

荔枝+绿豆汤
绿豆可中和荔枝的热性，减少上火的影响

忌搭配的食物及原因

荔枝+猪肝
肝脏中的铜、铁离子会破坏荔枝中的维生素C

荔枝+李子
两者均性温，多食容易上火，同食更易上火

荔枝+黄瓜
黄瓜中含分解酶，会破坏维生素C

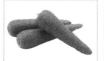

荔枝+胡萝卜
胡萝卜中含分解酶，会破坏荔枝中的维生素C

桂圆

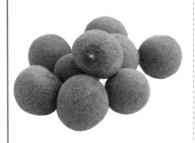

别　　名	益智、骊珠、元肉、龙目、亚荔枝。
营养成分	碳水化合物、钾、维生素C、钙、烟酸等。
养生功效	补养心脾、恢复体力、抑制子宫肌瘤。

适宜人群： 神经性或贫血性、头晕失眠者，冠心病、心悸、痛经、健忘、贫血患者，肿瘤病人及更年期女性。

不宜人群： 有上火发炎症状、痔疮、糖尿病患者，盆腔炎、尿道炎、月经过多者。

烹饪提示： 桂圆购买回来后切勿清洗，直接放入冰箱中保存，可存放3天左右。

宜搭配的食物及功效

桂圆+大米
功效相辅，同食可补充元气，增强免疫力

桂圆+鸡蛋
同食可补气养血，治血虚引起的头痛

桂圆+莲子
功效相似，同食可补血安神、健脑益智

桂圆+花生
同食可补血，适用于气血不足所致的失眠

桂圆+百合
补气血，益脾开胃，润肤美容

桂圆＋人参
两者都有滋养强壮的作用，可增强体力

桂圆+当归
两者皆为补药，有补肾养血的作用

桂圆+银耳
功效相辅，同食有滋阴补血的作用

❌忌搭配的食物及原因

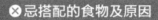

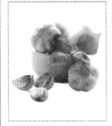
❌ 桂圆+大蒜
两者同食会影响人体对营养素的吸收

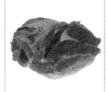
❌ 桂圆+猪肉
同食容易引起滞气，导致消化不良

猕猴桃

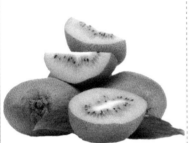

别　　名	阳桃、白毛桃、毛梨子、羊桃、几维果。
营养成分	碳水化合物、膳食纤维、钾、维生素C等。
养生功效	清热降火、润燥通便、防癌抗癌。

适宜人群：胃癌、肺癌、乳腺癌、高血压、冠心病、黄疸、肝炎、尿道结石、食欲不振者。

不宜人群：脾胃虚寒、腹泻便溏、糖尿病患者，先兆性流产和妊娠的女性。

烹饪提示：坚硬状态的猕猴桃含有大量蛋白酶，会分解舌头和口腔黏膜的蛋白质，引起不适感。所以，猕猴桃一定要放熟才能食用。

宜搭配的食物及功效

猕猴桃+蜂蜜
功效相辅，同食可清热生津、润燥止渴

猕猴桃+生姜
姜的热性可中和猕猴桃的寒性，暖胃养脾

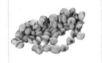
猕猴桃+薏米
同食可促进新陈代谢，美白肌肤

猕猴桃+橙子
两者皆富含维生素C，可减少关节磨损

猕猴桃+西米
功效相辅，同食有解热、止渴、抗癌的作用

猕猴桃+苹果
苹果含有乙烯，放在一起可催熟猕猴桃

猕猴桃+香蕉
两者皆富含纤维素，同食可帮助消化

猕猴桃+酸奶
同食可促进肠道蠕动，起到消脂瘦身的作用

忌搭配的食物及原因

猕猴桃+牛奶
同食容易影响消化吸收，导致腹胀、腹痛

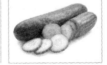
猕猴桃+黄瓜
同食会破坏维生素C，降低营养

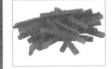
猕猴桃+胡萝卜
同食会破坏维生素C，降低营养

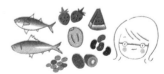

菠萝

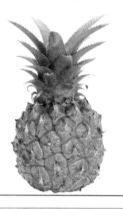

别　名	番梨、露兜子、凤梨。
营养成分	碳水化合物、钾、维生素C、钙、有机酸等。
养生功效	健胃消食、补脾止泻、清理肠胃。

适宜人群： 肾炎、伤暑、身热烦渴、肾炎、高血压、支气管炎、消化不良者。

不宜人群： 过敏体质者，溃疡病、肾脏病、凝血功能障碍者，发热及患有湿疹、疥疮者。

烹饪提示： 由于菠萝中含有刺激作用的甙类物质和菠萝蛋白酶，因此应将果皮和果刺修净，将果肉切成块状，在稀盐水或糖水中浸渍，浸出甙类，然后再吃。

宜搭配的食物及功效

菠萝+白茅根
功效相辅，同食可清热利尿，治疗肾炎

菠萝+鸡肉
菠萝中的酶能有效分解大分子营养，促进消化

菠萝+猪肉
同食可促进肠胃蠕动，加速营养的吸收

菠萝+南瓜
功效相辅，同食有补中益气的作用

菠萝+苹果
功效相辅，同食可清洁肠道、减肥瘦身

菠萝+虾仁
功效相辅，同食可增加食欲，促进消化

菠萝+樱桃
营养互补，同食能有效抵抗黑色素的形成

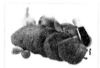

菠萝+牛肉
同食能有效分解营养，适用于肠胃虚弱的人

忌搭配的食物及原因

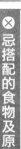

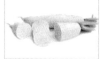

✖ 菠萝+牛奶
蛋白质与菠萝中的果酸结合，使蛋白质凝固

✖ 菠萝+白萝卜
菠萝中的酶会破坏白萝卜中的维生素C

✖ 菠萝+鸡蛋
菠萝中的果酸易使蛋白质凝固，影响消化

樱桃

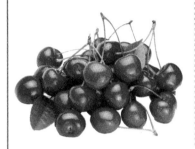

别 名	莺桃、含桃、荆桃、朱樱、朱果、樱珠。
营养成分	碳水化合物、蛋白质、钙、维生素C、糖等。
养生功效	补中益气、祛风胜湿、健脑益智。

适宜人群：消化不良、肩周炎、瘫痪、四肢麻木、风湿腰腿痛、体质虚弱、面色无华、软弱无力者。

不宜人群：热性病及虚热咳嗽、糖尿病、便秘、痔疮、高血压、喉咙肿痛者。

烹饪提示：樱桃洗干净后，可放置在餐巾纸上吸收残余水分，干燥后装入保鲜盒或塑胶袋放入冰箱中。

宜搭配的食物及功效

◇樱桃+蜂蜜
营养互补，可全面补充营养，益气补中，调养身体

◇樱桃+银耳
功效相辅，同食有补中益气、滋阴养血的作用

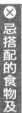

忌搭配的食物及原因

⊗樱桃+猪肝
猪肝中的铁、铜等会氧化维生素C，降低营养价值

⊗樱桃+黄瓜
同食会破坏樱桃中的维生素C

李子

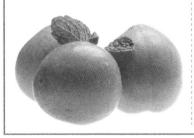

别 名	麦李、脆李、金沙李、嘉庆子、嘉应子。
营养成分	膳食纤维、钾、磷、钙、镁、维生素C等。
养生功效	生津止渴、清肝除热、促进消化。

适宜人群：发热、口渴、虚劳骨蒸、肝腹水、消渴欲饮、贫血、慢性肝炎、肝硬化、头皮多屑而痒者。

不宜人群：脾胃虚弱者、胃酸过多者、胃及十二指肠溃疡患者、体虚气弱者、肠胃消化不良者。

烹饪提示：李子含高量的果酸，多食易生痰湿、伤脾胃，又损齿。

宜搭配的食物及功效

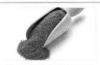

◇李子+红糖
能够促进血红蛋白再生，改善女性赤白带下

◇李子+绿茶
功效相辅，同食有养胃润肠、滋阴补肝的作用

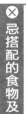

忌搭配的食物及原因

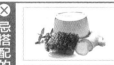

⊗李子+蜂蜜
功能相克，同食会伤脾胃，不利营养吸收

⊗李子+鸡肉
李子的生化成分较复杂，易于破坏蛋白质

芒果

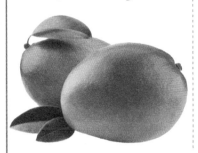

别　　名	庵罗果、蜜望子、香盖、蜜望、面果。
营养成分	碳水化合物、钾、维生素C、维生素A等。
养生功效	滋润肌肤、防癌抗癌、防治便秘。

适宜人群：一般人群均能食用。

不宜人群：皮肤病、肿瘤、糖尿病患者忌食。芒果有提高性激素作用，未成年人尽量少吃。

烹饪提示：自然成熟的芒果有适中的硬度和弹性，而催熟的芒果则整体偏软。

宜搭配的食物及功效

✔ 芒果+鸡肉

功效相辅，同食有益气补脾、生津止渴的作用

✔ 芒果+苹果

营养互补，同食可促进人体对各种营养素的吸收

忌搭配的食物及原因

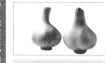

✘ 芒果+大蒜

两者皆能助热，同食易上火，并对肾脏有损害

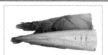

✘ 芒果+竹笋

两者皆为发物，同食容易降低抵抗力，引起过敏

桃子

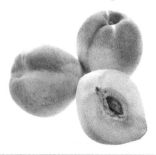

别　　名	桃实、桃。
营养成分	碳水化合物、钾、钙、维生素C、烟酸等。
养生功效	补益气血、养阴生津、缓解水肿。

适宜人群：低血糖、低血钾和缺铁性贫血者，肺病、肝病、水肿患者，消化力弱者。

不宜人群：内热生疮、毛囊炎、痈疖和面部痤疮、糖尿病患者。

烹饪提示：桃子如果过度冷藏会有损美味，所以冷藏1~2小时即可。

宜搭配的食物及功效

✔ 桃子+牛奶

功效相辅，同食可调理肌肤，美容养颜

✔ 桃子+生菜

功效相辅，同食有利尿消肿、消脂减肥的作用

忌搭配的食物及原因

✘ 桃子+蟹

同食会影响蛋白质的吸收

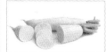

✘ 桃子+白萝卜

同食会抑制甲状腺功能，容易导致甲状腺肿大

柿子

别　　名	红柿、大盖柿、米果、猴枣、镇头迦。
营养成分	碳水化合物、维生素C、碘、钙、磷、铁等。
养生功效	凉血止血、清热去燥、润肺化痰。

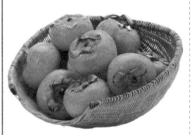

适宜人群： 高血压、痔疮、便秘、饮酒过量或长期饮酒者。

不宜人群： 慢性胃炎、消化不良等胃功能低下者，风寒咳嗽、糖尿病、心悸患者，产妇、月经期间女性。

烹饪提示： 吃柿子时，切忌空腹食用，以免形成结石，危害身体健康。

✅ 宜搭配的食物及功效

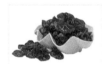
🟡 柿子+黑木耳
功效相辅，同食可凉血止血，治痔疮出血

🟡 柿子+黑豆
同食可清热止血，对尿血、痔疮出血有疗效

🟡 柿子+川贝
功效相辅，同食可润肺止咳

🟡 柿子+黄豆
同食能降血脂，缓解更年期综合征

❌ 忌搭配的食物及原因

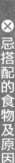

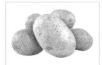
❌ 柿子+土豆
同食会产生沉淀物，既难消化，又不易排出

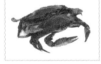
❌ 柿子+螃蟹
柿子、蟹皆为寒性，同食易伤脾胃

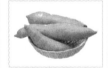
❌ 柿子+红薯
同食会形成不溶于水的结块，容易得胃柿石

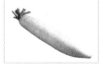
❌ 柿子+白萝卜
降低营养价值

❌ 柿子+海带
同食会生成不溶性的结合物，影响消化

❌ 柿子+酸菜
同食会形成不溶于水的结块，导致胃石症

❌ 柿子+白酒
同食会形成黏稠状物质，久之造成肠道梗阻

❌ 柿子+鹅肉
同食会结成鞣酸蛋白，影响消化

山楂

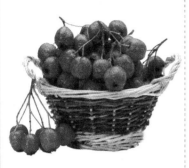

别　名	红果、棠棣、绿梨、北山楂。
营养成分	碳水化合物、胡萝卜素、钙、果胶等。
养生功效	开胃消食、活血化瘀、平喘化痰。

适宜人群： 中老年心脏衰弱、高血压、高脂血症、动脉硬化、胆结石、脂肪肝、更年期综合征、肥胖症患者。

不宜人群： 糖尿病患者，患胃及十二指肠溃疡和胃酸过多者，脾胃虚弱、胃酸过多、气虚便溏者，儿童、孕妇。

烹饪提示： 孕妇不可以吃山楂，因为山楂可以刺激子宫收缩，有可能诱发流产。食用山楂不可贪多，而且食用后还要注意及时漱口，以防对牙齿有害。

宜搭配的食物及功效

山楂+芹菜
功效相辅，有生津止渴、降低血压之功效

山楂+杜仲
功效相辅，同食有补肝肾、强筋骨的作用

山楂+枸杞
功效相辅，同食可消食化积、益智明目

山楂+核桃
功效相辅，同食有降血压、补肝肾的作用

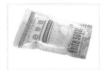
山楂+白糖
功效相辅，同食可增进食欲、降低血脂

山楂+红糖
同食可活血通络，对血瘀、闭经有疗效

忌搭配的食物及原因

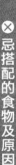

山楂+人参
山楂破气，人参补气，同食会降低药效

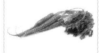
山楂+胡萝卜
同食会导致山楂中的维生素C被分解破坏

山楂+海参
功效相克，同食不易消化，容易引起便秘

山楂+猪肝
同食会使维生素C和金属都遭到破坏

山楂+牛奶
同食会形成较硬的凝块，损坏消化功能

山楂+柠檬
两者皆酸，同食会导致胃酸过多，影响消化

枇杷

别　　名	腊兄、金丸、卢橘、粗客。
营养成分	碳水化合物、蛋白质、钾、钙、维生素C等。
养生功效	润肺止咳、防止呕吐、生津止渴。

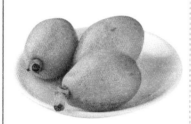

适宜人群： 一般人群均可食用。尤适宜肺痿咳嗽、胸闷多痰及劳伤吐血者，坏血病患者。

不宜人群： 脾虚泄泻者、糖尿病患者忌食。

烹饪提示： 枇杷如果放在冰箱内，会因水汽过多而变黑，一般储存在干燥通风的地方即可。如果把它浸于冷水、糖水或盐水中，可防变色。

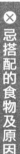
宜搭配的食物及功效

♥ 枇杷+银耳
功效相辅，同食有生津止渴的作用

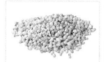
♥ 枇杷+川贝
功效相辅，同食有清热、化痰、止咳的作用

♥ 枇杷+蜂蜜
功效相辅，同食可润肺止咳、化痰和胃

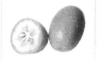
♥ 枇杷＋金桔
功效相辅，同食有清燥、止咳、化痰的作用

♥ 枇杷+姜片
功效相辅，同食可治疗反胃呕逆

♥ 枇杷+面条
功效相辅，同食可清咽润喉、止咳消炎

忌搭配的食物及原因

✖ 枇杷+黄瓜
黄瓜中含有维生素C分解酶，会破坏营养

✖ 枇杷+小麦
功效相克，两者同食易生痰

✖ 枇杷+虾
两者皆为凉性，同食会伤害脾胃，导致腹泻

☆小贴士☆

在购买枇杷时，以个大匀称、呈倒卵形、果皮橙黄，并且茸毛完整、多汁为佳。

菌类、豆制品

菌类的营养价值十分丰富，含有较多的蛋白质、碳水化合物、维生素等，还有微量元素和矿物质，多吃可增强人体免疫力。本节详细介绍了常见的菌类的功效、相宜食物搭配及功效、相克食物搭配及后果。

黑木耳

别　　名	树耳、木蛾、黑菜。
营养成分	蛋白质、脂肪和钙、胆固醇等。
养生功效	补血气、活血、滋润、强壮。

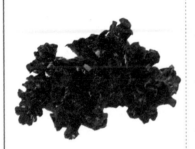

适宜人群： 适宜脑血栓、冠心病、癌症、硅沉着病、结石、肥胖、动脉硬化、缺铁性贫血、痔疮等病症患者。

不宜人群： 有出血性疾病、腹泻、慢性肠炎患者以及孕妇慎食。

烹饪提示： 将黑木耳放入温水中，加点盐，浸泡半小时可以让木耳快速变软。

宜搭配的食物及功效

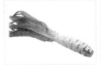
黑木耳+莴笋
营养互补，同食可养血驻颜，令人肌肤红润

黑木耳+白菜
同食能刺激肠胃蠕动，促进排毒

黑木耳+红枣
两者皆富含铁，同食能补铁补血，增强免疫

黑木耳+芦荟
功效相辅，同食有排污、减肥的作用

黑木耳+豆角
功效相辅，同食能防治高血压、高血脂、糖尿病

黑木耳+大蒜
功效相辅，同食有减肥、排毒的作用

黑木耳+银耳
两者皆富含多糖类，同食可增强免疫力

黑木耳+黄瓜
功效相辅，同食有清热利水、减肥降脂的作用

宜搭配的食物及功效

✔ 黑木耳+猪腰
功效相辅，同食有补气养血、润肺补脑的作用

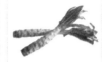
✔ 黑木耳+莴笋
降压降脂

✔ 黑木耳+海蜇
功效相辅，同食有美肤嫩白、润肠降压的作用

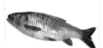
✔ 黑木耳+草鱼
同食可促进血液循环，保护心血管系统

✔ 黑木耳+海带
营养互补，同食可补充钙质，防治骨质疏松症

✔ 黑木耳+马蹄
功效相辅，同食有清热化痰、温中益气的作用

✔ 黑木耳+猪脑
同食可补血，适用于用脑过度、记忆力减退

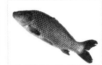
✔ 黑木耳+鲫鱼
功效相辅，同食有养肝补血、泽肤养发的作用

忌搭配的食物及原因

✘ 黑木耳+野鸡
野鸡有小毒，二者同食易诱发痔疮出血

✘ 黑木耳+麦冬
同食会产生不良反应，引发胸闷

✘ 黑木耳+野鸭
两者皆性凉，同食容易引起消化不良

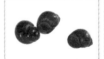
✘ 黑木耳+田螺
寒性的田螺，遇上滑利的木耳，不利消化

✘ 黑木耳+茶
茶中的单宁酸会影响木耳中铁的吸收

✘ 黑木耳+咖啡
咖啡因会加速铁的流失，降低营养价值

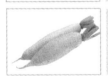
✘ 黑木耳+白萝卜
同食会产生刺激物，容易引起过敏性皮炎

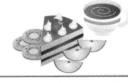

☆ 小贴士 ☆

鲜木耳含有一种卟啉的光感物质，人食用后经太阳照射可引起皮肤瘙痒、水肿，严重的可致皮肤坏死。干木耳是经暴晒处理的成品，在暴晒过程中会分解大部分卟啉，而在食用前，干木耳又经水浸泡，其中含有的剩余卟啉会溶于水，因而水发的干木耳可安全食用。

银耳

别　　名	白木耳、雪耳、银耳子、白耳子、白耳。
营养成分	碳水化合物、钠、钙、烟酸、维生素E等。
养生功效	强精补肾、润肠益胃、美容嫩肤。

适宜人群：适宜肺结核、神经衰弱、盗汗遗精、白细胞减少症、老年痴呆症、高血压、肿瘤、肝炎、老年慢性支气管炎、肺源性心脏病等病症患者。

不宜人群：慢性肠炎患者，风寒者慎食。

烹饪提示：银耳宜用开水泡发，泡发后应去掉未发开的部分，特别是那些呈淡黄色的东西。银耳主要用来做甜汤。

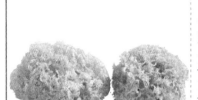

宜搭配的食物及功效

银耳+莲子
功效相辅，同食有滋阴润肺、美容养颜的作用

银耳+枸杞
功效相辅，同食有润肤祛斑、解毒保肝的作用

银耳+山药
功效相辅，同食有滋阴清热、益气养血的作用

银耳+猪腰
功效相辅，同食有滋补肝肾、益精血的作用

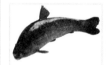
银耳+青鱼
保健养身

银耳+菊花
功效相辅，同食有润燥除烦、美容抗衰的作用

银耳+百合
功效相辅，同食有养心安神、润肺止咳的作用

银耳+鸭蛋
功效相辅，同食有滋肾补脑、健脑强身的作用

忌搭配的食物及原因

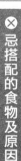

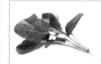
银耳+菠菜
同食会破坏维生素C，降低营养价值

银耳+蛋黄
同食会生成不易消化的物质，影响吸收营养

银耳+猪肝
同食会消化不良，影响吸收营养

银耳+白萝卜
同食易产生刺激性物质，引起过敏性皮炎

香菇

别　　名	冬菇、香菌、爪菰、花菇、香蕈、香菰。
营养成分	碳水化合物、镁、烟酸、嘌呤、胆碱等。
养生功效	化痰理气、益胃和中、防癌抗癌。

适宜人群：适宜肝硬化、高血压、糖尿病、癌症、肾炎、气虚、贫血、痘疹透发不畅、佝偻病等病症患者。

不宜人群：慢性畏寒型胃炎患者，痘疹头发之人慎食。

烹饪提示：烹饪前，应用水将香菇（冬天用温水）提前浸泡1天，经常换水并用手挤出杆内的水，这样既能泡发彻底，又不会造成营养大量流失。

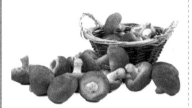

宜搭配的食物及功效

香菇+牛肉
香菇中的麦淄醇能促进钙质的吸收

香菇+莴笋
同食能促进肠胃蠕动，从而利尿通便

香菇+木瓜
同食有健胃助消化的作用，可调理脾胃

香菇+油菜
同食能促进消化，防止便秘

香菇+豆腐
同食有助促进消化，有利于营养的吸收

香菇+鲤鱼
同食有助提供全面的营养，增进身体健康

香菇+鱿鱼
同食有滋阴养血、润燥生津的作用

香菇+鸡肉
同食有助促进高质量蛋白质的吸收

忌搭配的食物及原因

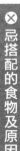

⊗ 香菇+鹌鹑
同食易产生毒素，容易使得面部生黑斑

⊗ 香菇+西红柿
同食会破坏类胡萝卜素，降低营养价值

⊗ 香菇+野鸡
野鸡有小毒，二者同食易诱发痔疮出血

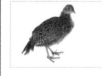

⊗ 香菇+螃蟹
两者皆富含维生素D，同食会使体内钙质过多

平菇

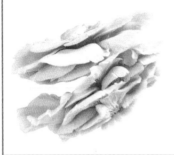

别　　名	侧耳、糙皮侧耳、黑牡丹菇、秀珍菇。
营养成分	蛋白质、碳水化合物、烟酸、泛酸等。
养生功效	补虚抗癌，追风散寒、调节植物神经。

适宜人群：适宜产妇，心血管疾病、肝炎、慢性胃炎、胃和十二指肠溃疡、软骨病、高血压、高脂血症、尿路结石等病症患者。

不宜人群：对菌类食品过敏者不宜食用。

烹饪提示：平菇可以炒、烩、烧，口感好、营养高、不抢味。

宜搭配的食物及功效

平菇+豆腐
功效相辅，同食可舒张小血管、促进血液循环

平菇+蛋清
两者不含胆固醇，且营养佳，适合中老年食用

平菇+韭黄
功效相辅，同食可行气活血、补肾助阳

平菇+青豆
营养互补，同食有强身安神、补气益胃的作用

平菇+冬瓜
同食有利水消痰、清热解毒的作用

平菇+西蓝花
同食可改善人体新陈代谢，提高免疫力

平菇+猪肉
营养互补，同食有补脾益气、润燥化痰的作用

平菇+鸡蛋
营养互补，同食滋补强身功效更强

❌忌搭配的食物及原因

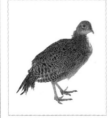
❌平菇+野鸡
野鸡有小毒，二者同食易诱发痔疮

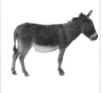
❌平菇+驴肉
驴肉中活性物质多，同食易引发心绞痛

金针菇

别　　名	冬菇、毛柄金钱菌、冻菌、金菇。
营养成分	蛋白质、膳食纤维、烟酸、维生素B₂等。
养生功效	补肝益胃、补脑益智、防癌抗癌。

适宜人群：适宜气血不足、营养不良的老人和儿童，产妇及肝脏病、心脑血管等疾病患者。

不宜人群：脾胃虚寒、慢性腹泻、关节炎、红斑狼疮患者慎食。

烹饪提示：金针菇一定要煮熟再吃，否则容易引起中毒。

宜搭配的食物及功效

🗸 金针菇+豆腐
同食能降低胆固醇，防治心脑血管疾病

🗸 金针菇+鸡肉
粗纤维可降低胆固醇，两者搭配食用补益作用较强

忌搭配的食物及原因

⊗ 金针菇+驴肉
驴肉含较多活性物质，同食易刺激肠胃

⊗ 金针菇+牛奶
两者同食易产生不易消化的物质，而导致消化不良

草菇

别　　名	稻草菇、苞脚菇、秆菇、麻菇、兰花菇。
营养成分	碳水化合物、维生素E、维生素B₂等。
养生功效	清热解暑、养阴生津、增加乳汁。

适宜人群：适宜高血压、高脂血症、动脉硬化、冠心病、癌症、糖尿病等病症患者，以及体质虚弱、气血不足、营养不良、食欲不振者。

不宜人群：草菇性寒，平素脾胃虚寒之人忌食。

烹饪提示：无论鲜品还是干品都不宜浸泡时间过长。最适的储存温度为12～15℃,只能存放2～3天。

宜搭配的食物及功效

🗸 草菇+豆腐
功效相辅，同食有降压降脂、消脂减肥的作用

🗸 草菇+鳕鱼
同食可全面补充营养，促进新陈代谢

忌搭配的食物及原因

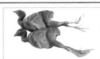

⊗ 草菇+鹌鹑
同食容易导致色素沉着，面部生黑斑

⊗ 草菇+大蒜
同食会影响人体对营养素的吸收，降低营养价值

茶树菇

别　　名	柱状环锈伞、柳松菇、杨柳菌、柳松菇。
营养成分	碳水化合物、维生素B$_1$、钾、钙、镁等。
养生功效	利尿渗湿、抑制肿瘤、美容抗衰、降血压。

适宜人群： 一般人群均可食用。尤适宜肾虚、尿频、水肿、风湿患者食用。

不宜人群： 无。

烹饪提示： 干品茶树菇在烹调前应用清水快速冲洗一次，再用清水泡半小时左右，烹调时可以将浸泡水一同入锅煲汤，或炒烩、涮食、凉拌。

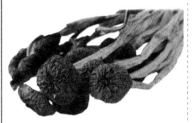

宜搭配的食物及功效

◉ 茶树菇+猪骨
荤素搭配，同食可促进营养吸收，和中补气

◉ 茶树菇+鸡肉
同食可促进人体对蛋白质的吸收

忌搭配的食物及原因

⊗ 茶树菇+酒
同食容易产生毒素，并降低茶树菇中的营养价值

⊗ 茶树菇+鹌鹑
同食会影响营养素的吸收，降低功效

鸡腿菇

别　　名	鸡腿蘑、刺蘑菇。
营养成分	蛋白质、不饱和脂肪酸、维生素C、烟酸等。
养生功效	健胃、补虚、抗癌、益肾精。

适宜人群： 一般人群均可食用。尤适宜糖尿病、高脂血症、低血糖患者。

不宜人群： 痛风患者忌食。

烹饪提示： 鸡腿菇在采摘后亦不能放得长久，否则当它成熟了之后，内里会产生毒素而不能食用。

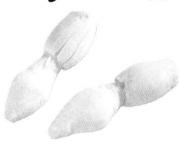

宜搭配的食物及功效

◉ 鸡腿菇+牛肉
荤素搭配，同食可促进营养吸收，健脾养胃

◉ 鸡腿菇+竹荪
同食可提高人体对营养素的吸收率

忌搭配的食物及原因

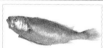 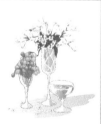

⊗ 鸡腿菇+黄鱼
同食会影响人体对营养的吸收，降低营养价值

豆腐

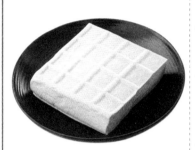

别　　名	水豆腐、老豆腐。
营养成分	蛋白质、膳食纤维、钙、维生素E、烟酸等。
养生功效	补钙强骨、生津止渴、预防乳腺癌。

适宜人群：适宜心血管疾病、糖尿病、癌症患者。

不宜人群：痛风、肾病、缺铁性贫血、肩周炎、腹泻患者忌食。

烹饪提示：将鲜豆腐放在淡盐水中泡半小时之后再烹调，就不会破碎了。豆腐下锅前，先在开水中浸泡十多分钟，便可除去异味，这样做豆腐口感好，味美香甜。

宜搭配的食物及功效

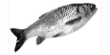
豆腐+鳗鱼
同食可促进消化，增加人体对蛋白质的吸收

豆腐+海带
同食可促进碘的吸收，预防碘缺乏

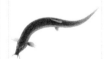
豆腐+草鱼
同食可促进钙的吸收，促进骨骼发育

豆腐+猪血
同食能有效补铁补血，保护心血管

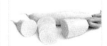
豆腐+泥鳅
功效互补，同食具有暖中益气的食疗功用

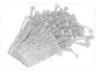
豆腐+金针菇
同食可促进营养的吸收，益智强体

豆腐+白萝卜
功效互补，同食有顺气化痰、消食利尿的作用

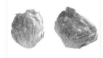
豆腐+生菜
营养互补，同食可促进消化，减肥健美

忌搭配的食物及原因

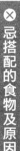

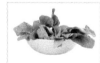
豆腐+菠菜
菠菜中的草酸与钙形成草酸钙，无法吸收

豆腐+大葱
同食会形成草酸钙，影响人体对钙的吸收

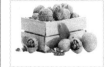
豆腐+核桃
同食会产生不易消化的物质，不利人体吸收

豆腐+蜂蜜
蜂蜜富含酶，同食易产生生化反应，导致腹泻

千张

别　名	百页、皮子、豆片、豆皮、豆腐皮。
营养成分	蛋白质、脂肪、钙、磷、维生素E、烟酸等。
养生功效	防骨质疏松、防心血管疾病、护心。

适宜人群： 一般人群均可食用。尤适宜身体虚弱、营养不良、气血双亏、年老羸瘦之人食用。

不宜人群： 幼儿、婴儿人群应忌食或少食。

烹饪提示： 豆腐皮为半干性制品，可经烫或煮后，供拌、炝食用或用于炒菜、烧菜、烩菜。

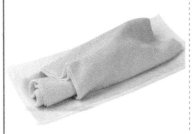

宜搭配的食物及功效

千张+带鱼
同食可促进钙质的补充，达到补钙强骨的功效

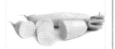
千张+白萝卜
同食有利于消化，促进人体对营养的吸收

忌搭配的食物及原因

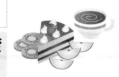
✗千张+蜂蜜
蜂蜜富含活性酶，同食易发生生化反应，引起腹泻

腐竹

别　名	支竹，甜竹，腐筋。
营养成分	蛋白质、磷、钙、镁、烟酸、维生素B$_1$等。
养生功效	降胆固醇、防高脂血、防动脉硬化。

适宜人群： 一般人群均可食用。

不宜人群： 肾炎患者忌食。

烹饪提示： 腐竹须用凉水泡发，这样可使腐竹整洁美观，如用热水泡，则腐竹易碎。

宜搭配的食物及功效

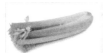
腐竹+西芹
同食能促进血液循环，起到降压降脂、抗疲劳的作用

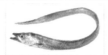
腐竹+带鱼
同食能改善血液循环，促进人体对钙质的吸收

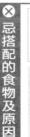

忌搭配的食物及原因

✗腐竹+大葱
同食会影响人体对钙质的吸收

✗腐竹+蜂蜜
蜂蜜富含活性酶，同食易发生生化反应，引起腹泻

豆腐干

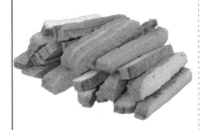

别　　名	豆干、白干。
营养成分	蛋白质、钙、钾、维生素E、烟酸、叶酸等。
养生功效	补充钙质、保护心脏、预防心血管疾病。

适宜人群：一般人群均可食用。

不宜人群：糖尿病、肾脏病、高脂血症患者忌食。

烹饪提示：豆腐干应冷藏保鲜，如发现豆腐干有异味或豆腐干制品表面发黏，请不要食用。豆腐干的营养价值与牛奶类似，如果不能吃乳类食品，则可以用豆腐干代替。

宜搭配的食物及功效

 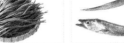

豆腐干+韭菜
功效相辅，同食能促进性欲

豆腐干+带鱼
营养互补，同食可促进钙质的吸收，强壮骨骼

忌搭配的食物及原因

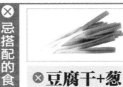

豆腐干+葱
同食会产生沉淀物，影响人体对钙质的吸收

豆腐干+蜂蜜
蜂蜜富含活性酶，同食易发生生化反应，引起腹泻

豆豉

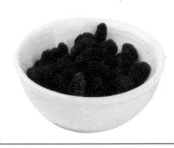

别　　名	香豉、淡豆豉。
营养成分	碳水化合物、蛋白质、脂肪、尿激酶
养生功效	增强食欲、开胃健食、增强脑力、消除疲劳。

适宜人群：一般人群均可食用。尤适合血栓患者。感冒、怕冷发热、鼻塞喷嚏、腹痛、吐泻者宜食。

不宜人群：肝病、肾病、消化性溃疡和动脉硬化患者应少吃。

烹饪提示：食用豆豉前要充分加热，不要食用变质或发霉的豆豉。

宜搭配的食物及功效

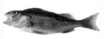 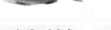

豆豉+鲈鱼
豆豉可解除鲈鱼的腥味，还可促进人体对钙质的吸收

豆豉+青椒
功效相辅，同食有活血消食、散寒除湿的作用

忌搭配的食物及原因

豆豉+盐
豆豉本身含盐量高，加盐容易诱发疾病

五谷杂粮、坚果

　　五谷杂粮主要是指粮豆作物，坚果通常指有硬壳而水分少的一种果实。五谷杂粮和坚果富含膳食纤维和各种维生素、矿物质，是人体营养的主要来源之一。本节中介绍了常见五谷杂粮、坚果类食物的饮食宜忌。

大米

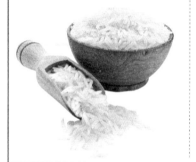

别　　名	稻米、粳米。
营养成分	蛋白质、糖类、钙、麦芽糖、维生素B$_1$等。
养生功效	补中益气、健脾养胃、通血脉、聪耳明目。

适宜人群：大米为五谷之首，其营养均衡，一般人群均可食用。

不宜人群：糖尿病人少食。

烹饪提示：大米淘洗好，先往锅中滴入几滴植物油再煮，这样米饭不会粘锅。另外，淘米的次数不宜过多，以免造成营养素的损失。

宜搭配的食物及功效

大米+桂圆
功效相辅，同食可补元气，强壮身体

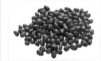
大米+红豆
营养互补，同食有助于营养的吸收

大米+枸杞
营养互补，同食有滋补肝肾、益精明目的作用

大米+菠菜
功效相辅，同食有养血、敛阴的作用

大米+绿豆
功效相辅，同食有清热解暑、利尿消肿的作用

大米+乌鸡
功效相辅，同食有养阴、祛热、补中的作用

大米+黄豆
同食有助补充植物激素，缓解更年期症状

大米+南瓜
功效相辅，同食有补中益气、清热解毒的作用

宜搭配的食物及功效

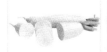

大米+白萝卜
功效相辅，同食有止咳化痰、消食利膈的作用

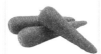

大米+胡萝卜
同食有助补充维生素A，改善肠胃功能

大米+莲藕
功效相辅，同食有健脾益血、开胃止泻的作用

大米+红枣
功效相辅，同食有温中祛寒、补血养颜的作用

大米+青椒
同食可防止青椒中的维生素C被氧化

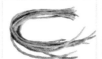

大米+豇豆
功效相辅，同食可健脾益气，消食治食积

大米+鳗鱼
同食可促进钙质的吸收，预防骨质疏松症

大米+芦笋
同食可促进血液循环，防治癌症

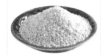

大米+小米
同食可以提高营养价值，发挥互补的作用

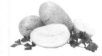

大米+土豆
同食可提高氨基酸的利用率，提高营养价值

大米+芋头
同食可促进营养的吸收，加强益气宽肠的作用

大米+红薯
同食有助滋润胃肠道，防止腹痛、便秘

忌搭配的食物及原因

✖ 大米+牛奶
大米中的脂肪氧化酶会破坏牛奶中的维生素A

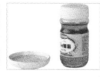

✖ 大米+蜂蜜
蜂蜜富含多种活性酶，同食容易引起胃痛

✖ 大米+蕨菜
同食会降低人体对维生素B₁的消化吸收率

☆ 小贴士 ☆

熬米粥时一定不要加碱，碱会破坏大米中最为宝贵的营养素。喝粥忌温度过高或过低：米粥过烫，会伤害黏膜；米粥过凉，会影响滋补效果。

小米

别　　名	粟米、稞子、秫子、黏米、白梁粟、粟谷。
营养成分	淀粉、蛋白质、钙、维生素B₁及胡萝卜素等。
养生功效	滋阴养血、健脾和胃、减少细菌、祛斑美容。

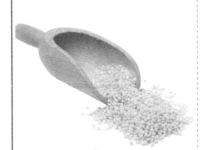

适宜人群： 适宜高脂血症、高血压、脾胃虚弱、反胃呕吐、体虚、胃弱、精血受损、食欲缺乏等患者。

不宜人群： 气滞、素体虚寒、小便清长者少食。

烹饪提示： 小米煮粥营养十分丰富，有"代参汤"之美称。小米宜与动物性食品或豆类搭配，可以为人体提供更为完善、全面的营养。

宜搭配的食物及功效

小米+鸡蛋
营养互补，同食可提高蛋白质的吸收

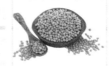
小米+黄豆
营养互补，同食可提高黄豆中蛋白质的利用率

小米+洋葱
功效相辅，同食有生津止渴、降脂、降糖的作用

小米+猪心
功效相辅，同食有安神定惊、养心补血的作用

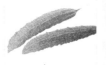
小米+苦瓜
功效相辅，同食有健脾养胃、清热补肾的作用

小米+桂圆
功效相辅，同食有补心脾、益气血的作用

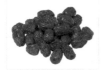
小米+红枣
功效相辅，同食有开胃养颜、和胃安眠的作用

小米+红糖
功效相辅，同食有健脾胃、补气血的作用

❌忌搭配的食物及原因

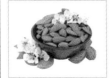
❌小米+杏仁
功能相克，同食容易使人呕吐、泄泻

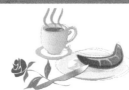

糯米

别　　名	江米、稻米、元米。
营养成分	蛋白质、钙、磷、铁、维生素B$_1$及淀粉等。
养生功效	温补脾胃。

适宜人群：一般人群均可食用，尤适宜体虚自汗、盗汗、多汗、血虚、头晕眼花、腹泻之人食用，也适宜肺结核、神经衰弱、病后产后之人食用。

不宜人群：凡湿热痰火偏盛之人忌食；糖尿病患者，脾胃虚弱者，老人，小孩，病人慎食。

烹饪提示：煮糯米饭时，适当加些肉类、菇类，可煮出美味可口的糯米饭。

✓ 宜搭配的食物及功效

糯米+红枣
功效相辅，同食有补血、温中祛寒的作用

糯米+莲子
功效相辅，同食有调和脾胃、益气养肺的作用

糯米+黑芝麻
功效相辅，同食有补脾胃、益肝肾的作用

糯米+板栗
功效相辅，同食有补中益气、补肾壮腰、强筋活血的作用

糯米+红豆
功效相辅，同食可改善脾虚腹泻和水肿

糯米+莲藕
功效相辅，同食有调和气血、清热生津的作用

糯米+山药
功效相辅，同食有健脾、补肾、益肺的作用

糯米+苎麻根
功效相辅，同食有清热补虚、止血、安胎的作用

❌ 忌搭配的食物及原因

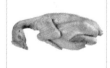
❌ 糯米+鸡肉
同食不容易消化，可致胃肠不适

❌ 糯米+苹果
同食易对肠胃造成刺激，导致胃胀、恶心、呕吐

小麦

别 名	麦子、白麦。
营养成分	糖类、粗纤维、蛋白质、钙、铁、维生素E等。
养生功效	生津止汗、养心益肾、健脾厚肠、除热止渴。

适宜人群： 适宜心血不足、心悸不安、多呵欠、失眠多梦、脚气病、高脂血症、体虚、自汗、盗汗、多汗等症患者。

不宜人群： 慢性肝病、糖尿病等病症者。

烹饪提示： 小麦不要碾磨得太精细，否则谷粒表层所含的维生素、矿物质等营养素和膳食纤维大部分会流失到糠麸之中。

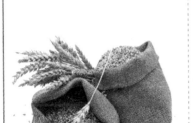

✔ 宜搭配的食物及功效

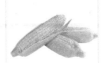
✔ 小麦+玉米
同食可提高蛋白质的吸收，提高营养价值

✔ 小麦+荞麦
营养更全面

✔ 小麦+大米
米麦相辅，营养互补，同食有养心神、补脾胃的作用

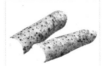
✔ 小麦+山药
同食有助调节脾胃功能，可治疗小儿脾胃虚弱

✔ 小麦+红枣
功效相辅，同食有养心健脾、益气养血的作用

✔ 小麦+鹌鹑蛋
同食有健脑益智的作用，可治疗神经衰弱

✕ 忌搭配的食物及原因

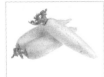
✕ 小麦+白萝卜
两者同食会影响人体对营养素的消化吸收

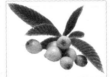
✕ 小麦+枇杷
功效相克，同食容易引起身体不适

✕ 小麦+食用碱
同食会破坏小麦中的维生素，降低营养

✕ 小麦+蜂蜜
蜂蜜富含活性酶，与小麦同食容易引起身体不适

薏米

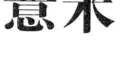

别　　名	薏苡、薏米、薏仁米、沟子米、薏仁。
营养成分	蛋白质、维生素B₁、薏米酯、薏米油等。
养生功效	利水渗湿、健脾止泻、解热镇静、清热排脓。

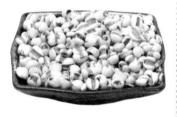

适宜人群： 适宜泄泻、湿痹、水肿、肠痈、肺痈、淋浊、慢性肠炎、阑尾炎、风湿性关节痛、肩周炎、尿路感染、白带过多、癌症、甲亢患者。

不宜人群： 汗少、便秘、尿多者及怀孕早期的妇女忌食。

烹饪提示： 用薏米煮粥前，应用清水浸泡半个小时，然后小火慢煮。

宜搭配的食物及功效

✅ **薏米+银耳**
同食可补充维生素E，使皮肤保持光泽细腻

✅ **薏米+板栗**
功效相辅，同食有补肾虚、益脾胃、利湿止泻的作用

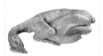

✅ **薏米+鸡肉**
营养互补，同食可光滑皮肤、减少皱纹，消除色素斑点

✅ **薏米+山楂**
营养互补，同食有清肠排毒、降脂减肥的作用

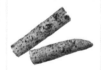

✅ **薏米+山药**
功效相辅，同食有润肺益脾的作用

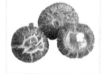

✅ **薏米+香菇**
同食能促进硒元素的吸收，从而防癌抗癌

❌忌搭配的食物及原因

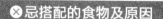

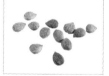

❌ **薏米+杏仁**
同食易产生刺激，引起呕吐、泄泻

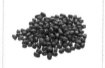

❌ **薏米+红豆**
同食易产生刺激，引起呕吐、泄泻

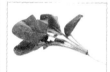

❌ **薏米+菠菜**
两者同食容易破坏菠菜中的维生素C，降低营养价值

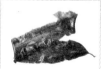

❌ **薏米+海带**
同食会阻碍人体对维生素的吸收

玉米

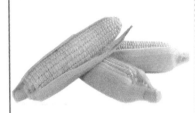

别　　名	苞谷、珍珠米、棒子、玉蜀黍、苞米。
营养成分	碳水化合物、蛋白质、钾、磷、维生素C等。
养生功效	健脑益智、养肝明目、防治便秘、防癌抗癌。

适宜人群：一般人群均可食用。尤适宜便秘、高血压、动脉硬化、高脂血症、冠心病、脂肪肝、痔疮患者。

不宜人群：腹胀、慢性肾功能衰竭患者忌食。

烹饪提示：通常玉米用来蒸或煮着吃，口感和营养最好。吃玉米时，应把玉米粒的胚尖一起吃掉，因为许多营养都集中在这里。

宜搭配的食物及功效

玉米+小麦
营养互补，同食可提高蛋白质的吸收率

玉米+鸡蛋
营养互补，同食可防治胆固醇过高

忌搭配的食物及原因

⊗玉米+海螺
同食容易产生毒素，导致腹泻

⊗玉米+田螺
同食容易产生毒素，导致腹泻

绿豆

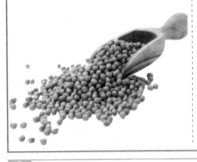

别　　名	青小豆、植豆、交豆。
营养成分	蛋白质、脂肪、赖氨酸等球蛋白类。
养生功效	滋补强壮、清热解毒、消暑止渴、利水消肿。

适宜人群：适宜疮疖痈肿、丹毒等热毒所致的皮肤感染及高血压、水肿、红眼病等病症患者。

不宜人群：肩周炎、脾胃虚寒、肾气不足、易泻者，体质虚弱和正在吃中药者忌食。

烹饪提示：绿豆煮前浸泡，可缩短煮熟的时间。

宜搭配的食物及功效

绿豆+燕麦
营养互补，同食可抑制血糖值上升

绿豆+南瓜
功效相辅，同食有补中益气、清热解毒的作用

忌搭配的食物及原因

⊗绿豆+羊肉
同食容易引起胀气，导致肠胃不适

⊗绿豆+西红柿
两者同食会破气耗气，引起身体不适

红豆

别　名	赤小豆、红饭豆、米赤豆、赤豆。
营养成分	碳水化合物、钙、维生素E、维生素B₁等。
养生功效	滋补强壮、健脾养胃、润肠通便、预防结石。

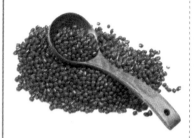

适宜人群： 适宜肾脏性水肿、心脏性水肿、肝硬化腹水、营养不良性水肿以及肥胖症等病症患者。

不宜人群： 尿多之人，蛇咬者忌食。

烹饪提示： 可以配合鲤鱼或黄母鸡同食，消肿效果更好；可用红豆煎汤喝或煮粥。挑选红豆时，宜选择颜色深的，其颜色越深，则铁含量越高，药用价值越大。

宜搭配的食物及功效

红豆+桑白皮
功效相辅，同食有健脾利湿、利尿消肿的作用

红豆+白茅根
功效相辅，同食有增强利尿作用

红豆+大米
功效相辅，同食有益脾胃、通乳汁的作用

红豆+南瓜
功效相辅，同食有润肤、止咳、减肥的作用

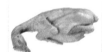
红豆+鸡肉
功效相辅，同食有补肾滋阴、活血利尿的作用

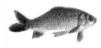
红豆+鲫鱼
功效相辅，同食有清热利水、通乳催奶的作用

红豆+燕麦
功效相辅，同食有均衡营养，促进排毒的作用

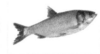
红豆+鲢鱼
功效相辅，同食可有效除脾胃寒气

忌搭配的食物及原因

红豆+鲤鱼
两者均能利水消肿，同食容易造成身体脱水

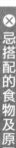
红豆+盐
红豆有一定的药效，但若加盐，药效就会降低

红豆+猪肉
同食容易导致腹胀滞气，引起身体不适

红豆+冬瓜
两者均能利水消肿，同食容易造成身体脱水

黄豆

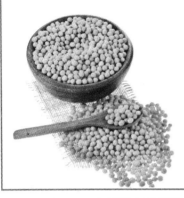

别　　名	大豆、黄大豆、枝豆、菜用大豆。
营养成分	蛋白质、碳水化合物、维生素E、泛酸等。
养生功效	健脾益气、降糖降脂、美白护肤。

适宜人群： 适宜动脉硬化、高血压、冠心病、高脂血症、糖尿病、胆结石、肝硬化、老年痴呆症、癌症等患者。

不宜人群： 消化功能不良、胃脘胀痛、腹胀等有慢性消化道疾病的人应尽量少食。

烹饪提示： 将黄豆炒熟，磨成粉后即可食用，也可以加牛奶、蜂蜜冲泡。煮黄豆前，先把黄豆用水泡一会儿，这样容易熟，煮的时候放进去一些盐，比较容易入味。

✔ 宜搭配的食物及功效

● 黄豆+香菜
功效相辅，同食有健脾宽中、祛风解毒的作用

● 黄豆+鸡蛋
同食可降低胆固醇，有益身体健康

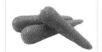
● 黄豆+胡萝卜
同食可促进营养吸收，有助骨骼发育

● 黄豆+白菜
同食有助补充植物激素，可防止乳腺癌

● 黄豆+花生
功效相辅，同食有丰胸补乳的作用

● 黄豆+红枣
补血、降血脂

● 黄豆+茄子
功效相辅，同食有润燥消肿、益气养血的作用

● 黄豆+小米
营养互补，同食有利于人体对营养素的吸收

✖ 忌搭配的食物及原因

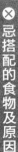

✖ 黄豆+虾皮
功效相佐，同食会影响人体对钙的消化吸收

✖ 黄豆+芹菜
同食会降低铁的吸收，降低营养价值

✖ 黄豆+牛奶
黄豆所含的化学成分影响人体对钙的消化吸收

✖ 黄豆+菠菜
维生素C会对铜的释放量产生抑制作用

板栗

别　　名	毛栗、瑰栗、凤栗、栗子。
营养成分	碳水化合物、蛋白质、磷、钙、铁等。
养生功效	养胃健脾、补肾强腰、防治口舌生疮。

适宜人群：适宜气管炎、肾虚、尿频、肩周炎患者。

不宜人群：便秘者，产妇，儿童慎食。

烹饪提示：板栗去皮较难，将生板栗洗净后放入器皿中，加少许盐，用开水浸没，盖锅盖焖5分钟后，取出板栗切开，板栗皮即可随板栗壳一起脱落。

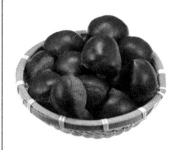

宜搭配的食物及功效

板栗+鸡肉
功效相辅，同食有补肾虚、益脾胃的作用

板栗+红枣
功效相辅，同食有益气补血的作用，可补肾虚、治腰痛

忌搭配的食物及原因

板栗+牛肉
两者同食会发生生化反应，削弱板栗的营养价值

板栗+羊肉
二者都不易消化，同食不易消化，还可能引起呕吐

红枣

别　　名	干枣、大枣、枣子。
营养成分	碳水化合物、膳食纤维、钾、维生素C等。
养生功效	保肝护肝、抗癌、预防骨质疏松。

适宜人群：适宜慢性肝病、贫血、心悸、肩周炎、癌症等病症患者，及化疗而致骨髓抑制不良反应者。

不宜人群：湿热内盛、小儿疳积和寄生虫病、齿病疼痛、痰湿偏盛之人及腹部胀满者，糖尿病患者。

烹饪提示：红枣皮中含有丰富的营养素，炖汤时应连皮一起炖。

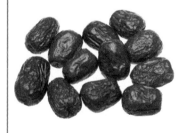

宜搭配的食物及功效

红枣+猪蹄
营养互补，同食可治女性经期鼻出血的症状

红枣+黑木耳
营养互补，同食有健脾胃、补气血的作用

忌搭配的食物及原因

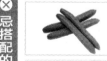

红枣+黄瓜
同食会破坏人体对维生素C的吸收

红枣+牛奶
同食会影响人体对蛋白质的吸收

莲子

别　　名	莲肉、白莲子、建莲子、湘莲子、石莲肉。
营养成分	碳水化合物、钾、磷、钙、镁、维生素C等。
养生功效	滋养补虚、补脾止泻、养心安神、防癌抗癌。

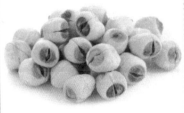

适宜人群：适宜慢性腹泻、癌症、失眠多梦、遗精、心慌者。

不宜人群：便秘、消化不良、腹胀者慎食。

烹饪提示：莲子一定要先用热水泡一阵再烹调，否则硬硬的不好吃，还会延长烹调时间。火锅内加入莲子，有助于均衡营养。

宜搭配的食物及功效

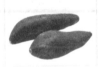
⊘莲子+红薯
同食能促进消化，适合习惯性便秘和慢性肝炎患者

⊘莲子+木瓜
同食可降脂、降压，对缓解高血压、冠心病有一定的疗效

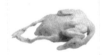
⊘莲子+鸭肉
功效相辅，同食有补肾健脾、滋补养阴的作用

⊘莲子+银耳
同食可润肤养颜，对女性具有很好的嫩肤美容功效

⊘莲子+南瓜
同食可促进排毒，有降压通便的作用

⊘莲子+百合
同食可清心安神，治疗心神不宁、失眠健忘等症

⊘莲子+红枣
同食可促进血液循环，增进食欲

⊘莲子+枸杞
功效相辅，同食有乌发明目、轻身延年的作用

❌忌搭配的食物及原因

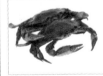
❌莲子+螃蟹
同食容易产生不良反应，患感冒、便秘和痔疮者不可服用

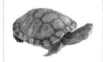
❌莲子+甲鱼
同食容易产生不良反应，患感冒、便秘和痔疮者不可服用

花生

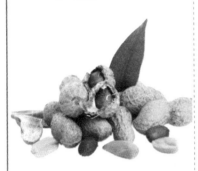

别　　名	长生果、长寿果、落花生。
营养成分	蛋白质、脂肪、糖类、胆碱、泛酸等。
养生功效	润肺止咳、预防癌症、抗衰老、延长寿命。

适宜人群：营养不良、脾胃失调、燥咳、反胃、脚气病、乳汁缺乏、高血压、便秘、老年痴呆症患者。

不宜人群：适宜胆囊炎、慢性胃炎、骨折慢性肠炎、脾虚便溏等病症患者。

烹饪提示：在花生的诸多吃法中以炖吃为最佳。这样既避免了营养素的破坏，又具有了不温不火、口感潮润、入口好烂、易于消化的特点，老少皆宜。

宜搭配的食物及功效

花生+红酒
同食能预防血栓形成，保证心血管通畅

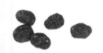
花生+红枣
同食健脾止血，可用于气血不足、各种失血病

花生+菠菜
营养互补，同食有利于人体对维生素的吸收

花生+芹菜
同食可降低血压，有助预防心血管疾病

花生+猪蹄
同食可补血、催乳，还可改善肌肤状态

花生+牛奶
同食可促进消化吸收，提高蛋白质的吸收率

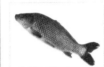
花生+鲫鱼
两者皆有补脑的作用，同食可健脑益智

花生+黄豆
功效相辅，同食有丰胸补乳作用

忌搭配的食物及原因

花生+螃蟹
同食易产生不良反应，导致肠胃不适

花生+黄瓜
同食容易引起消化不良，导致腹泻

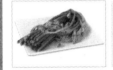
花生+蕨菜
同食易损伤脾胃，导致腹泻、消化不良

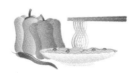

核桃

别　　名	胡桃、英国胡桃、波斯胡桃。
营养成分	蛋白质、脂肪、钾、磷、维生素B₁等。
养生功效	滋补肝肾、消炎杀菌、防止白发、补大脑。

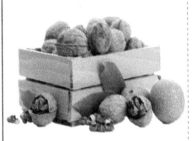

适宜人群： 适宜健忘怠倦、食欲不振、胆结石、痛经、气管炎、便秘、神经系统发育不良、神经衰弱、心脑血管疾病患者。

不宜人群： 肺脓肿、慢性肠炎患者慎食。

烹饪提示： 先把核桃放在蒸屉内蒸上3～5分钟，取出即放入冷水中浸泡3分钟，捞出来用锤子在核桃四周轻轻敲打，破壳后就能取出完整核桃仁。

宜搭配的食物及功效

核桃+芝麻
同食可改善皮肤弹性，保持皮肤细腻

核桃+红枣
美容养颜

核桃+薏米
功效相辅，同食有补肺、补脾、补肾的作用

核桃+黑芝麻
补肝益肾、乌发润肤

核桃+梨
功效相辅，同食有润燥益肺、止咳平喘的作用

核桃+马蹄
同食可促进新陈代谢，调节酸碱平衡

核桃+芹菜
功效相辅，同食有补肝肾、补脾胃的作用

核桃+百合
功效相辅，同食有润肺益肾、止咳平喘的作用

忌搭配的食物及原因

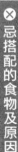

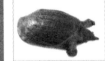
核桃+甲鱼
同食易产生生化反应，导致身体不适

核桃+黄豆
同食不宜消化，容易引发腹胀、消化不良

核桃+白酒
同食易致血热，轻者燥咳，严重时会出鼻血

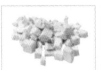
核桃+茯苓
功效相抵，同食会削弱茯苓的药效

杏仁

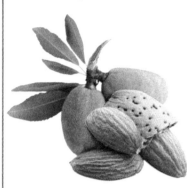

别　　名	杏核仁、杏子、木落子、苦杏仁、杏梅仁。
营养成分	脂肪、碳水化合物、钾、磷、钙等。
养生功效	止咳平喘、润肠通便、降低胆固醇。

适宜人群：一般人群均可食用，尤适宜伤风感冒、肺虚咳嗽、干咳无痰、便秘等病症患者。

不宜人群：婴儿慎服，阴虚咳嗽、慢性肠炎患者及泻痢便溏者禁服。

烹饪提示：将杏仁制成饮料或浸泡水中数次后再吃，不但安全，还有益健康。

✔ 宜搭配的食物及功效

杏仁+大米
同食有凉血止血的作用，可治痔疮、便血

杏仁+桔梗
止咳、降气、祛痰

杏仁+牛奶
功效相辅，同食有补虚损、健脾胃的作用

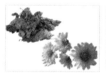

杏仁+桑叶+菊花
功效相辅，同食有疏散风热、宜肺止咳的作用

✘ 忌搭配的食物及原因

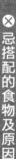

杏仁+板栗
同食会生成对身体不利的物质，引起胃痛

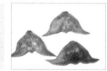

杏仁+菱角
不利于人体对蛋白质的吸收

杏仁+猪肺
同食会影响蛋白质的吸收，降低营养价值

杏仁+小米
同食容易产生有毒物质，引发呕吐、腹泻

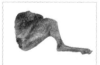

杏仁+狗肉
同食会产生对身体有害的物质，引起腹痛

杏仁+猪肉
同食易滞气，从而影响消化，导致腹胀、腹痛

☆ 小贴士 ☆

杏仁适合存放到冰箱里，冷藏可以显著延长保质期。不过，在冷藏时一定要注意密实封装，以防杏仁因为受潮或结冰而引起霉变。

饮品、调料

饮品是指以水、粮食、果蔬或奶等为基本原料加工而成的流体或半流体食品。饮品是人体每天不可缺少的部分。调味料，也称佐料，是指被用来少量加入其他食物中改善味道的食品成分。它们大都能增进人的食欲，不同的调味料还有各自不同的功效。本节介绍了一些饮品和调料的相关特性，为您的健康护航。

豆浆

别　　名	豆腐浆。
营养成分	植物蛋白、钾、磷、钙、维生素B₁等。
养生功效	清火润肠、降脂降糖、防病抗癌、增强免疫。

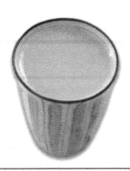

适宜人群： 一般人群均宜食用，尤其是中老年体质虚弱、营养不良者宜经常食用。

不宜人群： 胃寒、腹泻、腹胀、慢性肠炎、夜尿频多、遗精患者忌食。

烹饪提示： 生豆浆加热到80～90℃时会出现大量的白色泡沫，这叫假沸，此时的温度不能破坏豆浆中的皂甙物质。出现假沸现象后继续加热3～5分钟，方能食用。

宜搭配的食物及功效

◉ 豆浆+花生
功效相辅，同食有补血益气、滋阴润肺的作用

◉ 豆浆+核桃
同食对脑神经有良好保健作用

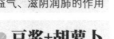
◉ 豆浆+胡萝卜
同食可加强肠道的蠕动，促进营养吸收

◉ 豆浆+黑芝麻
功效相辅，同食有养颜润肤、乌发养发的作用

忌搭配的食物及原因

⊗ 豆浆+红糖
同食会产生变性沉淀物，大大降低了营养

⊗ 豆浆+鸡蛋
同食会产生不被吸收的物质，降低营养

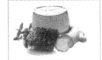
⊗ 豆浆+蜂蜜
两者冲对，易产生变性沉淀，不被人体吸收

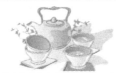

牛奶

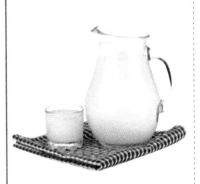

别　　名	牛乳。
营养成分	碳水化合物、蛋白质、钾、维生素B₂等。
养生功效	镇静安神、美容养颜、抑制肿瘤。

适宜人群：适宜黄疸、便秘、脂肪肝、慢性肾功能衰竭、心悸、风湿性关节炎、骨质疏松症等患者。

不宜人群：胃切除、胆囊炎、胰腺炎、肝硬化、肾衰竭、高血压、胆结石、缺铁性贫血等病症患者忌食。

烹饪提示：袋装牛奶不要加热饮用，如果高温加热反而会破坏牛奶中的营养成分，牛奶中的维生素也会遭到破坏。

宜搭配的食物及功效

✓ 牛奶+木瓜
功效相辅，同食有美白护肤、通便的作用

✓ 牛奶+蜂蜜
同食可补血、镇痛、缓解贫血和痛经

✓ 牛奶+草莓
同食有助于人体对牛奶中维生素B₁₂的吸收

✓ 牛奶+芒果
同食有助人体吸收牛奶中的维生素B₁₂

忌搭配的食物及原因

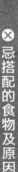

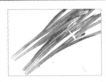

✗ 牛奶+韭菜
牛奶与含草酸多的韭菜同食，会影响钙的吸收

✗ 牛奶+巧克力
同食易结成不溶性草酸钙，影响吸收

✗ 牛奶+花菜
花菜所含的化学成分会影响钙的消化吸收

✗ 牛奶+菠萝
同食会影响人体对蛋白质的吸收，引起腹泻

✗ 牛奶+红糖
牛奶加热时能与果糖反应，产生有毒物质

✗ 牛奶+豆浆
牛奶中的蛋白和钙结合发生沉淀，不易吸收

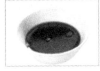

✗ 牛奶+食醋
不易被人体吸收

✗ 牛奶+米汤
同食会使维生素A大量损失，导致发育缓慢

黄酒

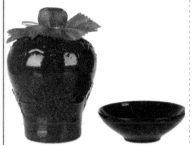

别　　名	加饭酒、老酒、绍兴酒。
营养成分	多种维生素以及钙、硒等常量和微量元素。
养生功效	延年益寿、增加速胃肠吸收、美容等功能。

适宜人群： 健康成年人可以直接饮用，较适宜老年人和女性。

不宜人群： 儿童及孕妇。

烹饪提示： 烹调时酌量使用，直接饮用以30毫升左右为宜，每次最多不超过200毫升。

宜搭配的食物及功效

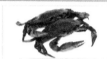

♥ 黄酒+核桃仁
功效相辅，同食有补肾安神的作用

♥ 黄酒+螃蟹
螃蟹大寒，配以黄酒可活血祛寒

♥ 黄酒+鸡肉
功效相辅，同食有补血养颜、舒筋活血的作用

♥ 黄酒+鸭肉
功效相辅，同食有养颜抗衰、保护心脏的作用

红酒

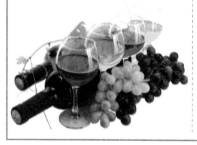

别　　名	无。
营养成分	营养丰富，味道甘甜醇美，能防治多种疾病。
养生功效	降低胆固醇、降血压、降血脂、抗衰老等功效。

适宜人群： 一般人均适合饮用红酒，尤适宜女性。

不宜人群： 糖尿病和严重溃疡病患者忌食。

烹饪提示： 品尝红酒要求合适的酒温，理论温度12℃左右，或7～18℃都可以。

宜搭配的食物及功效

♥ 红酒+奶酪
同食可加速新陈代谢，促进消化

♥ 红酒+牛肉
同食可去油腻，还有健脾养脾、补阳壮阳的作用

忌搭配的食物及原因

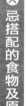

⊗ 红酒+螃蟹
螃蟹性寒，不宜配红酒，会加重寒性

⊗ 红酒+红茶
同食会加重心脏负担，容易引起胸闷不适

蜂蜜

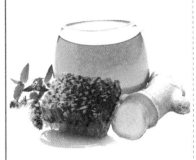

别　　名	石蜜、石饴、食蜜、蜜、白蜜、蜜糖。
营养成分	糖类、蛋白质、钙、烟酸、维生素B$_2$等。
养生功效	保护肝脏、促进睡眠、保护心血管。

适宜人群： 一般人群均可食用，尤其适宜心悸、痔疮患者。

不宜人群： 糖尿病人、婴儿慎食。

烹饪提示： 本身肠胃不好的人喝蜂蜜时，最好是用30℃的水泡着喝，否则容易引起腹泻。

宜搭配的食物及功效

✔ 蜂蜜+黄瓜
功效相辅，同食有润肠通便，健肾利尿的作用

✔ 蜂蜜+百合
功效相辅，同食有润燥清热、宁心安神的作用

✔ 蜂蜜+莲藕
同食有清热、润燥的作用，可缓解咳嗽

✔ 蜂蜜+牛奶
同食可补血镇痛，缓解贫血和痛经

✔ 蜂蜜+核桃
同食可补肾强身，有助于治疗早泄症状

✔ 蜂蜜+茼蒿
同食可促进肠胃蠕动，预防便秘

忌搭配的食物及原因

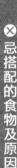
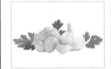
✘ 蜂蜜+大蒜
性质相反，同食会生热助火，引起腹泻

✘ 蜂蜜+豆浆
两者冲对，容易产生变性沉淀，不能消化

✘ 蜂蜜+韭菜
蜂蜜通便，韭菜导泻，同食容易引起腹泻

✘ 蜂蜜+热水
高温会使蜂蜜中的营养成分受到破坏

✘ 蜂蜜+豆腐
同食易发生生化反应，导致腹泻

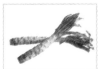
✘ 蜂蜜+莴笋
两者皆性冷，同食不利肠胃，易致腹泻

绿茶

别　名	苦茗。
营养成分	碳水化合物、蛋白质、钾、钙、维生素C等。
养生功效	抗病杀毒、醒脑提神、美容护肤、防辐射。

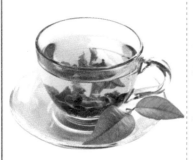

适宜人群：高脂血症、糖尿病、高血压、白血病、贫血、冠心病、肝炎、肾炎、肠炎腹泻、夜盲症、嗜睡症、肥胖及癌症等症患者宜食。

不宜人群：失眠、胃寒、甲亢、心悸、孕妇及产妇在哺乳期者慎食。

烹饪提示：品饮细嫩的名贵绿茶宜用玻璃杯冲泡，便于充分欣赏名茶的外形、内质。

✔ 宜搭配的食物及功效

◎ 绿茶+蜂蜜
功效相辅，同食有补中益气、润肠通便的作用

◎ 绿茶+柠檬
功效相辅，同食有排毒养颜、护心抗癌的作用

◎ 绿茶+红枣
寒热互补，同食有益气补血的作用

◎ 绿茶+苹果
功效相辅，同食有防癌、抗老化的作用

✕ 忌搭配的食物及原因

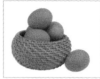

✕ 绿茶+鸡蛋
茶叶中含酸化物质，与鸡蛋中的铁元素结合，会刺激肠胃

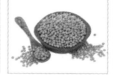

✕ 绿茶+黄豆
两者相互作用，会影响蛋白质的吸收

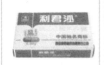

✕ 绿茶+药物
茶能解药，同食会影响人体对药物的吸收

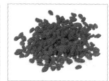

✕ 绿茶+枸杞
两者相互作用，会生成人体难以吸收的物质

☆ 小贴士 ☆

　　绿茶属不发酵茶，以适宜茶树新梢为原料，经杀青、揉捻、干燥等一系列工艺制作而成。绿茶因其干茶呈绿色、冲泡后的茶汤呈碧绿、叶底呈翠绿色而得名。有名的绿茶品种有西湖龙井、黄山毛峰、洞庭碧螺春等。

咖啡

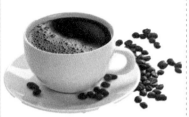

别　名	无。
营养成分	脂肪、单宁酸、糖类、磷、钙、维生素B_2等。
养生功效	提神醒脑、利尿消肿、消除疲劳、助力消化。

适宜人群：适宜患有肺气肿、肺源性心脏病、慢性支气管炎等病症者饮用。

不宜人群：冠心病、胃病、心悸、便秘、风湿性关节炎、骨质疏松症、更年期综合征、痛经等病症患者忌饮。

烹饪提示：冲调咖啡，适当的水温至关重要，推荐温度是93℃。

宜搭配的食物及功效

◎咖啡+糙米
功效相辅，同食有美容、安神的作用

◎咖啡+蜂蜜
功效相辅，同食具有排毒、美容、减肥的作用

忌搭配的食物及原因

⊗咖啡+酒
咖啡与酒同饮，会使神经过度兴奋，诱发心脏病

⊗咖啡+茶叶
同食会让钙的吸收率降低，降低营养价值

白酒

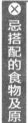

别　名	烧酒、白干儿。
营养成分	碳水化合物、蛋白质、钙、钾、维生素B_1等。
养生功效	御寒提神、活血通脉、消除疲劳、助药力。

适宜人群：风湿性关节炎者宜适量饮用。

不宜人群：高血压、高脂血症、痛风、冠心病、肝炎、糖尿病、食管炎、缺铁性贫血、胆结石、心悸、便秘、痛经等病症者忌饮。

烹饪提示：喝白酒时，要多喝白开水，以利酒精排出。

宜搭配的食物及功效

♥白酒+螃蟹
功效相辅，同食有补肾壮阳、开胃化痰的作用

♥白酒+甲鱼
功效相辅，同食可止咳平喘，治疗多年咳嗽

忌搭配的食物及原因

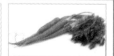

⊗白酒+啤酒
同饮会促进身体对酒精的吸收，引起头昏、恶心等

⊗白酒+胡萝卜
同食易在肝脏产生毒素，从而导致肝病的产生

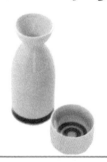

啤酒

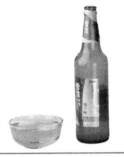

别　　名	生啤、黑啤、低醇啤、无醇啤、运动啤。
营养成分	蛋白质、糖类、镁、钾、钙、维生素B₁等。
养生功效	消暑解热、帮助消化、开胃健脾、增进食欲。

适宜人群： 啤酒富含发酵物，适于妇女、儿童和老弱病残者饮用。

不宜人群： 患有肠道疾病、前列腺炎、痛风、呼吸道疾病、风湿性关节炎、痛经等人群不适宜喝啤酒。

烹饪提示： 放置啤酒时，应避免阳光直射，置于遮阴处。

宜搭配的食物及功效

✔ **啤酒+鸭肉**
同食去除鸭肉的膻味，还可促进人体对鸭肉中营养的吸收

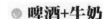

✔ **啤酒+牛奶**
同食可缓和酒精对器官的刺激，保护肝脏

忌搭配的食物及原因

✗ **啤酒+牡蛎**
两者皆富含嘌呤，同食后高尿酸症患者易引发痛风

✗ **啤酒+螃蟹**
两者同属寒性食物，同食会寒上加寒，导致肠胃不适

胡椒

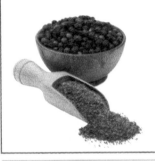

别　　名	古月、黑川、白川。
营养成分	碳水化合物、烟酸、硫胺素、核黄素等。
养生功效	温中散寒、下气健胃、消炎止痛、解毒。

适宜人群： 一般人群均可食用，尤适宜心腹冷痛、泄泻冷痢、食欲不振者，或胃寒反胃、朝食暮吐者。

不宜人群： 糖尿病、咳嗽、高血压、胃溃疡、动脉硬化、缺铁性贫血、胆结石、心悸、便秘、痛风患者忌食。

烹饪提示： 胡椒应在菜肴或汤羹即将出锅时添加少许均匀拌入，切忌不可放入太多。

宜搭配的食物及功效

✔ **胡椒+猪肝**
功效相辅，同食可改善血液循环，治疗胃痛

✔ **胡椒+牛肉**
功效相辅，同食有增强食欲、补血驱寒的作用

忌搭配的食物及原因

✗ **胡椒+白酒**
同食会加重对肠胃的刺激，导致肠胃炎

✗ **胡椒+芥末**
两者同属辛辣刺激性食物，同食会加重对人体的刺激

花椒

别　名	香椒、川椒、红椒、红花椒、麻椒等。
营养成分	碳水化合物、蛋白质、钙、钾、维生素E等。
养生功效	芳香健胃、温中散寒、除湿止痛。

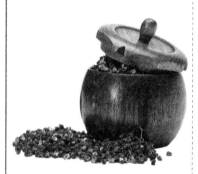

适宜人群：一般人群均可食用，尤其适宜风湿性关节炎、食欲不振、肠鸣便溏者，以及哺乳期妇女断奶者，蛔虫病腹痛患者，肾阳不足、小便频数者。

不宜人群：甲亢患者、阴虚火旺或孕妇慎食。

烹饪提示：炒菜时，在锅内热油中放几粒花椒，发黑后捞出，留油炒菜，菜香扑鼻；把花椒、植物油、酱油烧热，浇在凉拌菜上，清爽可口。

宜搭配的食物及功效

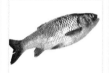
花椒+草鱼
同食可解鱼腥毒，还有开胃消食降压降脂的作用

花椒+红糖
两者同食有散寒下气的作用，可用于回乳

花椒+豆腐
功效相辅，同食有调和脾胃、解毒的作用

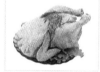
花椒+鸡肉
功效相辅，同食有活血化瘀、壮阳健体的作用

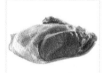
花椒+猪肉
同食有助于人体对营养物质的消化与吸收

花椒+大米
同食有温中养胃，散寒止痛杀虫驱蛔的功用

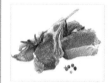
花椒+羊肉
花椒可解羊肉的膻味，还可促进营养的消化吸收

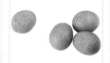
花椒+鸡蛋
同食可暖胃补身，治疗虚寒腹痛

❌忌搭配的食物及原因

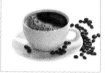
❌ 花椒+咖啡
同食对肠胃刺激较大，对身体不利

❌ 花椒+桑葚
同食易产生生化反应，导致气壅胸闷

大葱

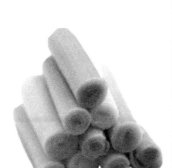

别　　名	葱、青葱、四季葱、事菜。
营养成分	碳水化合物、蛋白质、钾、钙、维生素C等。
养生功效	舒张血管、解毒调味、壮阳补阴。

适宜人群： 适宜伤风感冒、发热无汗、头痛鼻塞、咳嗽痰多者，腹部受寒引起的腹痛、腹泻者，胃寒之食欲不振、胃口不开者。

不宜人群： 眼疾患者，患有缺铁性贫血、甲亢、脂肪肝、更年期综合征、胃肠道疾病的人忌食。

烹饪提示： 根据主料的不同，可切成葱段和葱末搭配使用。

✔ 宜搭配的食物及功效

🌱 大葱+兔肉
营养互补，同食有降脂降压、美容养颜的作用

🌱 大葱+动物肝脏
有利于人体对营养物质的吸收

🌱 大葱+牛肉
同食可驱寒，预防和治疗风寒感冒、头痛

🌱 大葱+蘑菇
同食可促进血液循环，降低血脂

🌱 大葱+猪肉
同食可促进营养吸收，增强人体免疫力

🌱 大葱+毛豆
同食有安神的作用，可改善睡眠质量

✕ 忌搭配的食物及原因

✕ 大葱+红枣
同食易使火气更大

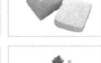
✕ 大葱+蜂蜜
同食易产生生化反应，引起身体不适

✕ 大葱+狗肉
两者皆辛热助火，同食会增加人体内火

✕ 大葱+豆腐
同食易产生沉淀物，不易被人体吸收

✕ 大葱+杨梅
同食会产生复杂的生化反应，有害身体

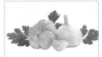
✕ 大葱+大蒜
同食刺激性较强，会损伤脾胃

大蒜

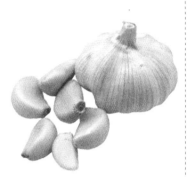

别　　名	葫、葫蒜。
营养成分	碳水化合物、蛋白质、钙、维生素C等。
养生功效	杀菌消毒、促进食欲、保护肝脏。

适宜人群： 适宜糖尿病、有铅中毒倾向、肺结核，百日咳患儿，痢疾、肠炎、伤寒患者。

不宜人群： 胃炎、胃溃疡、肝病、缺铁性贫血、甲亢、脂肪肝、痔疮等疾病患者，阴虚火旺者，常见面红、午后低热、口干、便秘者，目疾、口齿喉舌疾者慎食。

烹饪提示： 大蒜可用于生食、捣泥、炒菜等。

宜搭配的食物及功效

大蒜+醋
治疗痢疾、肠炎

大蒜+黄瓜
同食可促进脂肪和胆固醇的代谢

大蒜+猪肉
同食可延长维生素B₁在人体内停留的时间

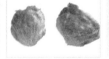
大蒜+生菜
同食有解毒，降压降脂的作用

大蒜+豆腐
同食有降压降脂，补虚的作用

大蒜+莴笋
同食可降低血压，防止高血压

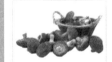
大蒜+香菇
同食具有降低血脂，杀菌的作用

忌搭配的食物及原因

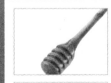
大蒜+蜂蜜
同食易破坏营养，降低营养价值

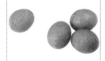
大蒜+鸡蛋
功能相悖，同食宜降低营养功效，不利健康

大蒜+芒果
两者皆性温，同食易导致肠胃不适

大蒜+红枣
同食容易导致消化不良，引起腹胀等不适

生姜

别　　名	姜、姜根、百辣云、勾装指、因地辛。
营养成分	碳水化合物、蛋白质、钾、钙、维生素C等。
养生功效	发汗解表、温肺止咳、解鱼蟹毒、解药毒。

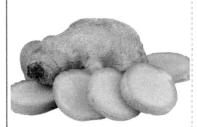

适宜人群： 一般人群均可食用，尤适宜伤风感冒、寒性痛经、晕车晕船者。

不宜人群： 阴虚、内有实热、患痔疮者忌食；高血压、胆结石、甲亢、脂肪肝等疾病患者慎食。

烹饪提示： 食用生姜时最好不要削皮，否则不能发挥姜的整体功效。

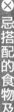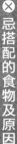

宜搭配的食物及功效

生姜+醋
同食可提升人体阳气，减缓恶心和呕吐

生姜+红糖
同食可补中益气、暖胃，预防感冒

生姜+松花蛋
同食可促进营养的消化吸收，延缓衰老

生姜+螃蟹
姜可中和螃蟹的寒性，还能杀菌

生姜+羊肉
同食有温中补血、调经散寒的作用

生姜+芥菜
同食有宣肺理气、祛痰散寒的作用

生姜+牛肉
同食可祛除寒性，治疗腹痛

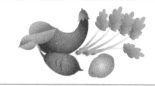

忌搭配的食物及原因

⊗ 生姜+狗肉
同食易生火助热，导致各种上火症状

⊗ 生姜+兔肉
两者性味相反，同食容易导致腹泻

⊗ 生姜+白酒
同食刺激性较强，容易伤害肠胃

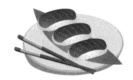

常用养生
中药材搭配宜忌

PART
3

在我国的饮食文化里，中药材被广泛使用。饮食中适量添加合适的中药材，不但能让食物更美味，而且中药材的药性也有利于人体健康。本章精选了近百种常用的中草药，逐一讲述了这些药物的性味归经、保健功效、适用病症、搭配宜忌及相应的养生药膳等常识。

清热类

　　凡药性寒凉，具有清热、泻火、凉血、解毒等作用的药物，称为清热药。清热药药性皆凉，用其寒性除内热、火毒、湿热、瘟疫等多种里热证，此热或因外邪传里化热、或因热邪直中于里、或因阴虚生热。使用清热类药材需要注意在表证已解，里热正盛，或里热虽盛尚未结实的情况下使用。

金银花

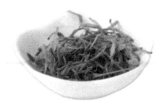

别　　名	忍冬、金银藤、银藤、二色花藤。
性味归经	性寒，味甘，归肺、胃经。
保健功效	清热解毒、凉血止痢。

适用病症： 喉痹、丹毒、热血毒痢、风热感冒、温病发热、胀满下疾、温病发热、热毒痈疡和癌症等病。

特别提醒： 虚寒痢疾及疮疡气虚脓清者忌食。

宜搭配的食物及功效

❤ 金银花+鸭肉
清热解毒，适宜体内虚热、上火的人士食用

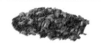

❤ 金银花+益母草
清热解毒，止泻止痢，有助消除水肿

❤ 金银花+山楂
清热去火，开胃健脾，可辅助治疗风寒感冒

❤ 金银花+大米
清热解毒，对风热感冒、温热病有食疗作用

金银花水鸭汤

养生药膳坊

【材料】老鸭500克，金银花15克，沙参10克

【调料】盐3克，香菜段5克

【做法】①老鸭洗净，斩块，氽水；沙参洗净；金银花洗净。②净锅上火，倒入适量清水，下入老鸭、金银花、沙参，煲至熟透，加盐、香菜段调味即可。

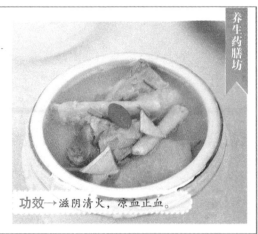

功效→滋阴清火，凉血止血。

黄连

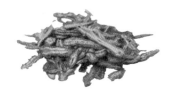

别　　名	川连、川黄连、雅连、野黄连、云连。
性味归经	性寒，味苦，归心、脾、胃、肝、大肠经。
保健功效	清热燥湿、泻火解毒。

适用病症：肠胃湿热、泻痢呕吐、痈疽疔毒、耳目肿痛等症。

特别提醒：凡阴虚烦热、胃虚呕恶、脾虚泄泻、五更泄泻者慎用黄连。

宜搭配的食物及功效

♥黄连+山药
清胃泻火，可辅助治疗消渴病

♥黄连+鱼肉
清热燥湿，泻火解毒

忌搭配的食物及原因

⊗黄连+猪肉
黄连燥湿，猪肉滋阴润燥，同食降低药效

⊗黄连+菊花
两者性都偏寒凉，同食易导致腹泻

山药黄连茶

养生药膳坊

【材料】山药15克，黄连3克

【调料】糖适量

【做法】①将山药、黄连捣碎，置于保温瓶中，冲入适量沸水，盖上盖，闷20分钟。②代茶饮用，如不喜苦味，可适量加点糖。

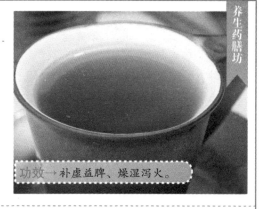

功效→补虚益脾、燥湿泻火。

黄连冬瓜鱼片汤

【材料】鲷鱼、冬瓜各150克，黄连5克

【调料】嫩姜丝10克，盐适量

【做法】①鲷鱼洗净，切片；冬瓜洗净切片；黄连放入棉布袋。②鲷鱼、冬瓜和棉布袋放入锅中，加入清水，以中火煮至熟。③取出棉布袋，加入姜丝、盐，关火即可食用。

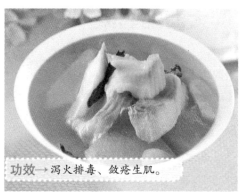

功效→泻火排毒、敛疮生肌。

胖大海

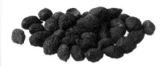

别　　名	大海、大海子、大洞果。
性味归经	性凉，味甘、淡，归肺、大肠经。
养生功效	清肺化痰、利咽开音、润肠通便。

适用病症： 肺热声哑、咽喉疼痛、热结便秘以及用嗓过度等引发的声音嘶哑等症。

特别提醒： 对于因声带小结、声带息肉、声带闭合不全、烟酒刺激过度等引发的声哑，用胖大海是无效的。

宜搭配的食物及功效

♥ 胖大海+蜂蜜

清热润喉，防止发炎，润肠通便

♥ 胖大海+雪梨

清热润肺，利咽解毒，润肠通便

♥ 胖大海+甘草

润肺止咳，清热解毒，缓急止痛

♥ 胖大海+菊花

降血压，明目，提神

胖大海蜂蜜茶

养生药膳坊

【材料】胖大海3个

【调料】蜂蜜15克

【做法】①胖大海洗净，放入茶杯中；②加入适量蜂蜜，用开水冲泡，加盖，3分钟后开盖搅匀即可。

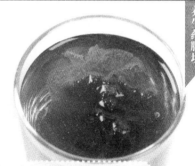

功效→清热润肺、解毒利咽。

胖大海炖雪梨

【材料】胖大海20克，雪梨2个

【调料】冰糖80克

【做法】①胖大海用热水浸泡至完全涨开，去皮、核；梨去皮切块，浸泡水中。②砂煲中放适量清水，下胖大海，用小火煮至黏稠，再放雪梨，用小火煮15分钟。③放冰糖拌匀，便可食用。

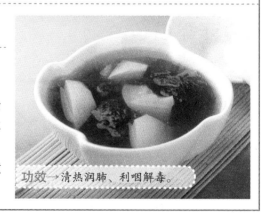

功效→清热润肺、利咽解毒。

决明子

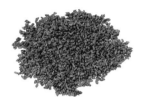

别　　名	草决明、马蹄子、马蹄决明、假绿豆。
性味归经	性微寒，味苦、甘、咸，归肝、肾、大肠经。
保健功效	益肾清肝、明目通便。

适用病症： 目赤肿痛、羞明多泪、青盲内障、青光眼、视网膜炎、视神经萎缩、大便燥结、头晕目眩等症。

特别提醒： 决明子不适宜脾胃虚寒、低血压患者服用。也不宜长期服用，否则可引起肠道病变。

宜搭配的食物及功效

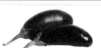

♥决明子+茄子
清肝降逆，润肠通便

♥决明子+蜂蜜
辅助治疗便秘

♥决明子+菊花
缓解目赤红肿等症

♥决明子+枸杞
清肝明目

菊花决明子粥

【材料】 决明子15克，菊花10克，红枣、枸杞各5克，大米50克

【调料】 冰糖适量

【做法】 ①将决明子炒香，与菊花同煎，取汁备用。②将红枣、枸杞洗净，与药汁一起放入锅中，加大米，煮成稀粥，待熟后调入冰糖，再稍煮即可。

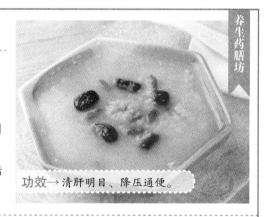

养生药膳坊

功效→清肝明目、降压通便。

决明子蜂蜜饮

【材料】 炒决明子15克

【调料】 蜂蜜适量

【做法】 ①将决明子捣碎(或者用决明子粉5克)，加300~400毫升水，煎煮10分钟。②冲入蜂蜜搅匀，即成。

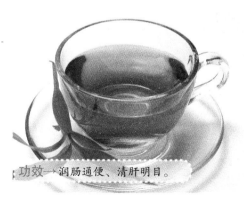

功效→润肠通便、清肝明目。

鱼腥草

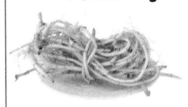

别　名	折耳根、狗腥草、臭菜、鱼鳞草、芩草。
性味归经	性微寒，味辛，归肺经。
保健功效	甘寒芳散、散肺卫邪热、清热解毒。

适用病症：肺痈吐脓、痰热喘咳、热痢、热淋、痈肿疮毒、肺炎、支气管炎、尿路感染等症。

特别提醒：鱼腥草本身偏凉，虚寒症及阴性外疡患者忌服。

宜搭配的食物及功效

♥ 鱼腥草+猪肺
辅助治疗肺炎、肺虚咳嗽

♥ 鱼腥草+芹菜
清热润燥，利大小便

♥ 鱼腥草+红枣
清热解毒，改善过敏体质

♥ 鱼腥草+四季豆
利水消肿，清热解毒

四季豆拌鱼腥草

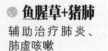

【材料】鱼腥草100克，四季豆200克
【调料】辣椒丝、蒜末、葱花、白醋、盐、辣椒油、盐各适量
【做法】①将四季豆、鱼腥草洗净切段，分别焯熟透后捞出，放凉备用。②将两者放入大碗中，加入辣椒丝、蒜末、葱花、白醋、盐、辣椒油，拌匀即成。

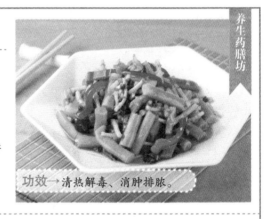

功效→清热解毒、消肿排脓。

养生药膳坊

鱼腥草红枣茶

【材料】鱼腥草100克，红枣适量
【调料】白糖适量
【做法】①将鱼腥草洗净；红枣洗净，去核备用。②将鱼腥草、红枣一起放入锅中，加入清水煮沸，再转小火煮约20分钟，即可滤入杯中饮用。若觉得味道过腥，可加入适量白糖调味。

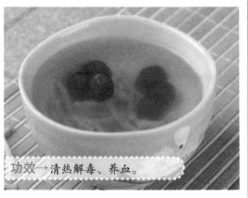

功效→清热解毒、养血。

板蓝根

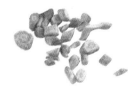

别　　名	靛青根、蓝靛根、大青根。
性味归经	性寒，味苦，归肝、胃经。
保健功效	清热解毒、凉血消肿、利咽润喉、抗菌杀毒。

适用病症： 可防治流行性乙型脑炎、急慢性肝炎、流行性腮腺炎、骨髓炎。

特别提醒： 体质偏虚寒的人不宜多用，否则会伤胃。尤其是儿童，脾胃功能尚未健全不宜多食。

宜搭配的食物及功效

✅ **板蓝根+红枣**
清热解毒，凉血利咽

忌搭配的食物及原因

❌ **板蓝根+绿豆**
两者都偏寒，同食易引起腹泻

❌ **板蓝根+香蕉**
两者都偏寒，易引起腹泻

❌ **板蓝根+黄瓜**
两者都偏寒，易引起腹泻

板蓝根蜂蜜饮

【材料】板蓝根15克，黄豆50克，枸杞5克

【调料】蜂蜜15克

【做法】①将板蓝根洗净，与洗净的黄豆、枸杞一同放入砂锅，加水煎30分钟。②滤出汁水，转温后加入蜂蜜，拌匀即成。

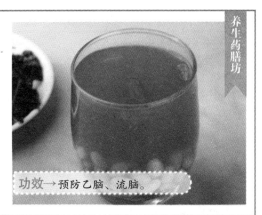

养生药膳坊

功效→预防乙脑、流脑。

板蓝根煨红枣

【材料】板蓝根30克，红枣适量

【调料】白糖适量

【做法】①先将板蓝根洗净后切片，放入纱布袋中，扎口。②将红枣洗净，放入砂锅中，放入药袋，加入适量清水，用中火煨煮30分钟，取出药袋，即成。

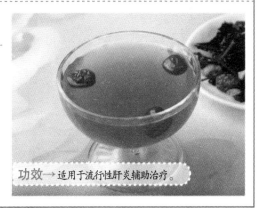

功效→适用于流行性肝炎辅助治疗。

利水渗湿类

　　凡能通利水道、渗泄水湿，以治疗水湿内停病症为主要作用的药物，称为利水渗湿药。本类药物味多甘，能渗泄，具有利水消肿、利尿通淋、利湿退黄等功效。主要用于水肿、小便不利、淋证、黄疸、湿疮、湿疹、泄泻、带下、湿温、湿痹等水湿内停所致的各种病症。

茯苓

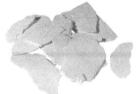

别名	云苓、松苓、茯灵。
性味归经	性平，味甘、淡，归心、肺、脾经。
保健功效	渗湿利水、健脾和胃、宁心安神、败毒抗癌。

适用病症： 小便不利、水肿胀满、痰饮咳逆、痰饮眩悸、心神不安、惊悸失眠等症。

特别提醒： 肾虚多尿、虚寒滑精、气虚下陷、津伤口干者慎服。

宜搭配的食物及功效

♥ 茯苓+鸭肉

降血压，利水消肿，补阴益髓，适用于糖尿病

♥ 茯苓+鲤鱼

健脾利湿，可用于肝病或肾病引起的轻度水肿

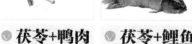

♥ 茯苓+薏米

清热利湿，健脾补，解毒退黄，通利水道

忌搭配的食物及原因

✖ 茯苓+醋

醋有收敛的作用，两者同食会削弱茯苓的药效

茯苓薏米粥

【材料】绿豆120克，薏米200克，茯苓15克

【调料】冰糖100克，葱花适量

【做法】①绿豆、薏米淘净，盛入锅中，加6碗水。②茯苓碎成小片，放入锅中，以大火煮开，转小火续煮30分钟。③加冰糖煮溶，撒葱花即可。

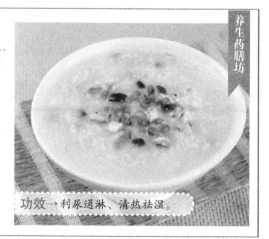

功效→利尿通淋、清热祛湿。

养生药膳坊

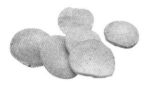

泽泻

别　　名	川泽泻、福泽泻、泽且、泽芝。
性味归经	性寒，味甘，归肾、膀胱经。
保健功效	利水渗湿、清泻肾火。

适用病症： 用于小便不利、水肿胀满、泄泻尿少、高脂血症、呕吐、痰饮、脚气、淋病、尿血等症。

特别提醒： 泽泻性寒，肾虚精滑者忌服。

宜搭配的食物及功效

泽泻+鳜鱼
活血，化瘀，通窍，清热，解毒

泽泻+枸杞
利水，降压，增强药效

泽泻+大米
健脾渗湿，泄热，降压，降糖

泽泻+鸡肉
利水渗湿，泻热消肿，补益气力

泽泻粳米粥

【材料】泽泻10克，大米50克。

【调料】白糖少许

【做法】①先将泽泻择净，放入锅中，加清水适量，水煎取汁；②将大米放入锅中，加入适量水，大火烧煮。③待米开花后，调入药汁，改用文火稍煮片刻，加入白糖调味即成。

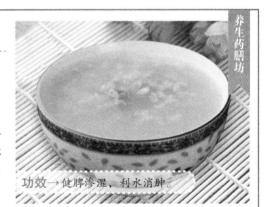

功效→健脾渗湿，利水消肿。

泽泻茯苓鸡

【材料】母鸡1只，泽泻、茯苓各60克

【调料】黄酒2匙，盐3克，葱花适量

【做法】①将母鸡剖开洗净，抹上适量盐。②将泽泻、茯苓洗净后与黄酒同放入鸡腹内。③将鸡放入盆中，置笼内，旺火隔水蒸3～4小时，离火，拣去泽泻、茯苓，撒葱花即可。

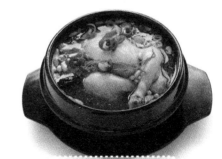

功效→利水渗湿，补益气力。

玉米须

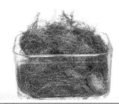

别　　名	玉麦须，玉蜀黍蕊，棒子毛。
性味归经	性微温，味甘，归肝、胆、膀胱三经。
保健功效	利尿、泄热、平肝、利胆。

适用病症：治肾炎水肿、脚气、黄疸肝炎、高血压、胆囊炎、胆结石、糖尿病、吐血、鼻出血、鼻渊、乳痈等症。

特别提醒：使用玉米须要注意用量，一般干的每次用3～5克即可，新鲜的可适当多一些。

宜搭配的食物及功效

玉米须+蛤蜊
清热利湿、利尿消肿、降低血糖、扩张血管。

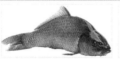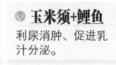

玉米须+鲤鱼
利尿消肿、促进乳汁分泌。

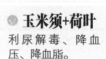

玉米须+荷叶
利尿解毒、降血压、降血脂。

玉米须+瘦肉
滋阴补血、凉血止血、利尿减肥。

玉米须荷叶粥

【材料】玉米须、鲜荷叶各15克，大米100克

【调料】盐2克，葱花5克

【做法】①大米淘洗干净；玉米须洗净；荷叶洗净熬汁备用。②大米放入锅中，加水煮至浓稠。③加入玉米须、荷叶汁同煮片刻，调入盐，撒上葱花即成。

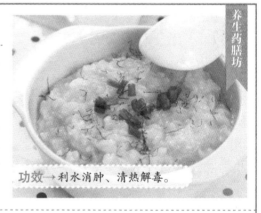

功效→利水消肿、清热解毒。

玉米须蛤蜊汤

【材料】玉米须15克，山药20克，蛤蜊200克，红枣少许

【调料】生姜10克，盐8克

【做法】①先用清水静养蛤蜊2天，漂去沙泥。②玉米须、山药、蛤蜊、生姜、红枣洗净。③将所有材料放入瓦锅内，加适量清水炖煮2小时，调味即可。

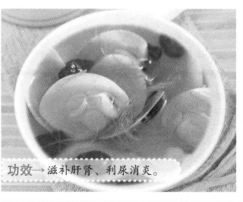

功效→滋补肝肾、利尿消炎。

养生药膳坊

灯芯草

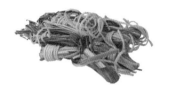

别　名	水灯芯、野席草、龙须草、灯草。
性味归经	性微寒，味甘、淡，归心、肺、膀胱经。
保健功效	清心降火、利水通淋。

适用病症： 主治心烦不寐、小儿夜啼、喉痹口疮、水肿、淋证、小便不利、湿热黄疸等症。

特别提醒： 虚寒者，中寒小便不禁者，气虚小便不禁者忌服。

宜搭配的食物及功效

灯芯草+芡实
补虚敛汗

灯芯草+莲子
健脾益胃

灯芯草+薏米
清心降火、利尿通淋

灯芯草+鸭肉
润燥清火

灯芯草莲子牛百叶汤

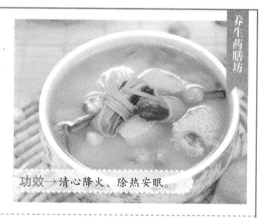

【材料】牛百叶300克，山药片、灯芯草、莲子各适量

【调料】盐适量

【做法】①牛百叶搓洗干净，切块；山药片、灯芯草均洗净浮尘；莲子洗净，去莲心。②净锅上火倒入水，下入所有材料一起熬煮，直至药汁入味，加入盐调味即可。

功效→清心降火、除热安眠。

枸杞薏米灯芯草糖水

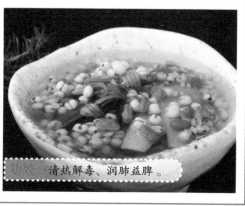

【材料】枸杞2克，薏米50克，姜片20克，灯芯草3克

【调料】冰糖15克

【做法】①灯芯草洗净放入锅中，煮约10分钟至涨发。②放入姜片、薏米、枸杞，开大火煮约20分钟至薏米熟软。③加入冰糖，煮约2分钟即成。

功效→清热解毒、润肺益脾。

消食类

脾胃为主化之源，后天之本。如果脾胃受损，致使饮食停滞，就会出现各种消化功能障碍的病症。这时就需要使用消食药，以达到消食化积，促进脾胃功能恢复的功效。以消化食积为主要作用的药物即为消食药，又称为消导药或助消化药。主治食物积滞所产生的脘腹胀满、恶心呕吐、不思饮食、泄泻或便秘等症。

莱菔子

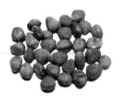

别　　名	萝卜子、萝白子、菜头子。
性味归经	性平，味辛、甘，归肺、脾、胃经。
保健功效	消食除胀、降气化痰。

适用病症：主治饮食停滞、脘腹胀痛、大便秘结、积滞泻痢、痰壅喘咳等症。

特别提醒：服补药者忌用莱菔子。

宜搭配的食物及功效

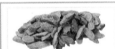

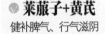

⚪ **莱菔子+黄芪**
健补脾气、行气滋阴

⚪ **莱菔子+醋**
解毒消肿、外敷治疗肿痛

⚪ **莱菔子+山楂**
消食化积、行气消胀

⚪ **莱菔子+生姜**
暖胃消食、理气止痛

莱菔子生姜粥

【材料】莱菔子30克，瘦肉50克，大米100克

【调料】盐3克，葱花、姜丝各适量

【做法】①将莱菔子炒香，放入锅内，加水适量，用火煮25分钟，滤取药液。②大米淘洗干净，放入锅内，加入药液、姜丝和清水，熬煮成粥，加入盐、葱花调味，搅匀即成。

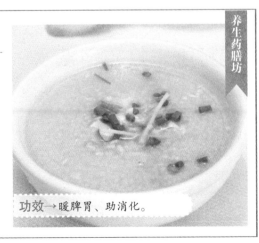

养生药膳坊

功效→暖脾胃、助消化。

麦芽

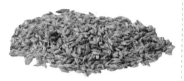

别　　名	大麦芽、大麦蘖、麦蘖、大麦毛。
性味归经	性微温，味甘，归脾、胃经。
保健功效	行气消食、健脾开胃、退乳消胀。

适用病症： 主治食积不消、脘腹胀痛、脾虚食少、乳汁郁积、乳房胀痛、妇女断乳等症。

特别提醒： 久食消肾，不可多食；痰火哮喘及孕妇忌用；无积滞、脾胃虚者不宜食用。

宜搭配的食物及功效

麦芽+鸡肉
消食回乳、温中益气、补精填髓

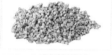

麦芽+薏米
回乳、清热祛风、增加食欲

麦芽+猪腱
益气健脾、美容养颜

麦芽+山楂
回奶、消食化滞、健脾开胃

麦芽猪腱汤

【材料】猪腱300克，麦芽20克，陈皮3克

【调料】盐2克

【做法】①麦芽、陈皮洗净；猪腱斩块，用开水余洗干净。②瓦煲内注水用大火烧开，下入猪腱、麦芽、陈皮，用小火煲2小时，加盐调味即可。

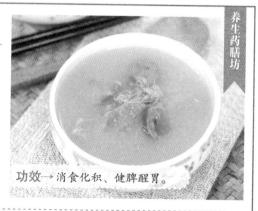

养生药膳坊

功效→消食化积、健脾醒胃。

麦芽山楂饮

【材料】炒麦芽10克，炒山楂片3克

【调料】红糖适量

【做法】①取炒麦芽、炒山楂片放入锅中，加1碗水。②煮15分钟后加入红糖稍煮。③滤去渣，取汁饮。

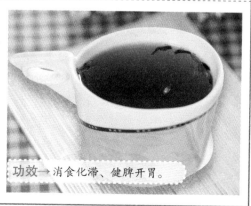

功效→消食化滞、健脾开胃。

鸡矢藤

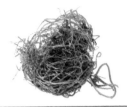

别　　名	鸡屎藤、臭藤。
性味归经	性平，味甘、微苦，归心、肝、脾、肾经。
保健功效	祛风利湿、止痛解毒、消食化积、活血消肿。

适用病症：内服治风湿筋骨痛、跌打损伤、肝胆及胃肠绞痛、小儿疳积、皮炎、湿疹、疮疡肿毒等症。

特别提醒：脾冷者，不可食用鸡矢藤。孕妇忌服鸡屎藤，以免滑胎。

宜搭配的食物及功效

♡ 鸡矢藤+鸭肉
健脾开胃、消食导滞、除湿消肿

♡ 鸡矢藤+黑豆
祛风活血、降低胆固醇

♡ 鸡矢藤+鱼
健脾养胃、治疗多种痛风症

♡ 鸡矢藤+猪骨
消食导滞、除湿消肿、祛风活血

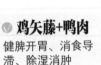

鸡矢藤鱼汤

【材料】新鲜鸡矢藤半斤或干鸡矢藤20克，鲫鱼1条

【调料】盐、葱花各适量

【做法】①将鸡矢藤洗净，放入砂锅中，煲滚。②将鲫鱼洗净，抹些许盐，沥干，下油锅进行煎炸。③把煎好的鱼放入滚开的汤里，小火煲1小时，撒葱花即可。

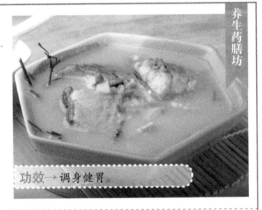

功效→调身健胃。

养生药膳坊

鸡矢藤猪骨汤

【材料】新鲜鸡矢藤半斤或干鸡矢藤20克，猪骨200克

【调料】盐、鸡精、葱花各适量

【做法】①把鸡矢藤洗净，沥干。②先把水烧开，然后把腌好的猪骨和鸡矢藤一同放进去，待再次滚开的时候改慢火煲2小时，即成。

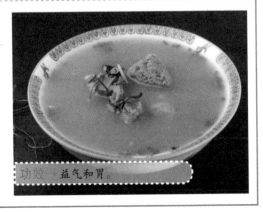

功效　益气和胃。

谷芽

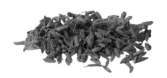

别　名	稻芽、蘖米、谷蘖、稻蘖。
性味归经	性平，味甘，归脾、胃经。
保健功效	健脾开胃，和中消食。

适用病症： 治食积停滞、宿食不化、脾虚少食、胀满泄泻、脚气浮肿。

特别提醒： 痰湿体质、特禀体质不宜食用；胃下垂者忌用。

宜搭配的食物及功效

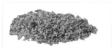
谷芽+麦芽
消食化积、健脾开胃

谷芽+山楂
开胃消滞、助消化祛湿热

谷芽+瘦肉
下气和中、开胃消滞

谷芽+鸭肾
消食化积、健脾开胃、下气和中

谷芽麦芽煲鸭肾汤

【材料】鸭肾2个，谷芽20克，麦芽40克
【调料】盐适量
【做法】①把谷芽、麦芽、鸭肾洗净，但不可撕去鸭内金（即贴在鸭肾内的一层黄色厚膜），加水煲出味，下盐调味或淡饮均可。

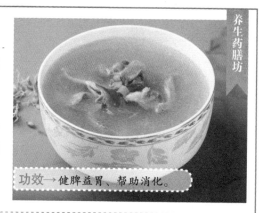

功效→健脾益胃、帮助消化。

二芽粥

【材料】炒谷芽、炒麦芽各10克，大米100克
【调料】白糖适量
【做法】①将二芽择净，放入锅内，加清水适量，浸泡10分钟后，水煎取汁。
②将大米淘洗干净，放入锅中，加入药汁，熬煮成粥，白糖调味服食。

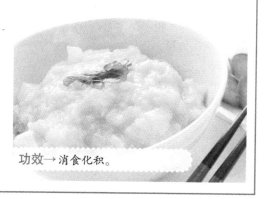

功效→消食化积。

活血化瘀类

　　凡能通畅血行、消散瘀血，以治疗瘀血证为主要作用的药物，称为活血化瘀药，又称活血祛瘀药。本类药物味多辛、苦，善走散行通，而有活血化瘀之功，并通过活血化瘀而达到止痛、调经、疗伤等作用。

丹参

别　　名	赤参、红丹参、紫丹参。
性味归经	性微寒，味苦，归心、脾二经。
保健功效	活血调经、祛瘀止痛、凉血消痈。

适用病症： 主治月经不调、经闭、痛经、心烦不眠、心绞痛、高血压、颈椎病以及胸中憋闷等症。

特别提醒： 丹参活血也会引起大出血，用抗凝结药物的心脏病人，如同时服用丹参，可能会引起严重出血。

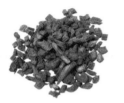

宜搭配的食物及功效

丹参+猪肝
活血化瘀、调经止痛

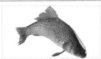

丹参+鲫鱼
补阴血、通血脉、补体虚

忌搭配的食物及原因

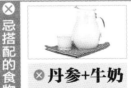

丹参+牛奶
两者合用会降低牛奶的营养价值

丹参+醋
两者性味不合，不宜共用

丹参猪肝汤

【材料】猪肝300克，丹参100克，油菜2棵，枸杞适量

【调料】盐适量

【做法】①锅中加入4碗水，放入丹参煮沸后，小火熬煮约15分钟。②猪肝洗净切片；高汤转中大火再次煮开，放入猪肝片和洗净的油菜、枸杞，待再次滚沸后加盐调味即成。

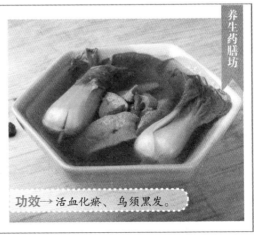

养生药膳坊

功效→活血化瘀、乌须黑发。

牛膝

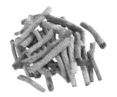

别　名	百倍、牛茎、脚斯蹬、红牛膝、淮牛膝。
性味归经	性平，味苦、酸，归肝、肾经。
保健功效	补肝肾、强筋骨、活血通经、利尿通淋。

适用病症： 主治腰膝酸痛、痛经、产后血瘀腹痛、胞衣不下、跌打损伤、痈肿恶疮、咽喉肿痛等症。

特别提醒： 脾虚泄泻、月经过多者及孕妇慎服。

宜搭配的食物及功效

✅ 牛膝+玉米
延缓衰老、增强记忆力

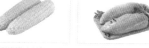

✅ 牛膝+鸡肉
活血祛瘀、补肝肾、强筋骨

✅ 牛膝+黑豆
活血通经、清热泻火、利尿通淋

忌搭配的食物及原因

❌ 牛膝+牛肉
牛膝清热泻火，而牛肉补气助火，不宜同食。

牛膝炖鸡

【材料】牛膝20克，枸杞、红枣各20克，桂皮3克，鸡肉500克

【调料】盐、葱花、姜片、料酒各适量

【做法】①牛膝洗净，鸡肉剁成方块、焯水洗净。②起锅，放入鸡肉、葱花、姜片、桂皮、盐，大火烧开后放入牛膝、枸杞、红枣改用小火炖至鸡肉熟烂。

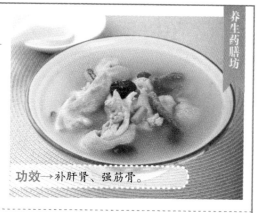

功效→补肝肾、强筋骨。

牛膝黑豆粥

【材料】牛膝12克，生地黄、熟地黄各15克，黑豆60克，大米100克

【调料】盐适量

【做法】①将牛膝、生地黄、熟地黄分别用水洗净，放入锅中，加适量清水煎煮，去渣取汁。②将药汁与洗净的大米一同放入锅中煮成粥，用少许盐调味即可。

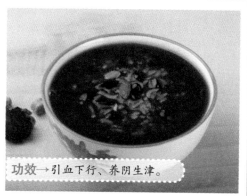

功效→引血下行、养阴生津。

红花

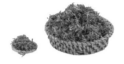

别　　名	红兰花、草红花、刺红花、杜红花。
性味归经	性温，味辛，归心、肝经。
保健功效	活血通经、散瘀止痛。

适用病症：主治痛经、闭经、跌打损伤、胃脘痛、胁痛、恶露不行、癥瘕痞块、跌打损伤等症。

特别提醒：红花有活血的作用，月经期间禁用。孕妇任何时期忌服。

宜搭配的食物及功效

红花+鸡肉
活血通脉、补气调经

红花+牛肉
补气活血、消除疲劳、强壮身体

红花+山楂
活血行瘀、散郁开结

红花+百合
活血化瘀、润肺止咳

红花炖牛肉

【材料】牛肉500克，土豆500克，胡萝卜30克，红花10克

【调料】花椒、盐、姜片、葱段各适量

【做法】①将牛肉切成小块，洗净后放入锅中，加适量水与红花同煮。②待牛肉将熟时，加入土豆块、胡萝卜块、花椒、盐、姜片、葱段等，煮至牛肉熟烂即可。

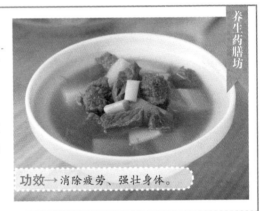

养生药膳坊

功效→消除疲劳、强壮身体。

红花山楂酒

【材料】红花15克，山楂30克，白酒250克

【做法】①将红花、山楂洗净，放入瓶中，倒入白酒。②将瓶口密封起来，每天记得摇一摇，这样泡上一周，就可以饮用了。

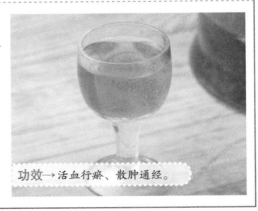

功效→活血行瘀、散肿通经。

泽兰

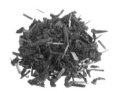

别　　名	地瓜儿苗、地笋、虎兰、虎蒲、龙红枣。
性味归经	性微温，味苦、辛，归肝、脾经。
保健功效	活血化瘀，行水消肿。

适用病症： 主治月经不调、血滞经闭、症瘕、产后瘀痛、跌打损伤、身面浮肿、腹水、痈肿疮毒等症。

特别提醒： 无瘀血者慎服。

宜搭配的食物及功效

 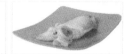

◈ 泽兰+枸杞
活血滋阴、坚筋骨、填骨髓、消积瘀

◈ 泽兰+红枣
活血化瘀、行水消肿、养血安神

◈ 泽兰+墨鱼
消炎、活血、通经、催乳、补脾

◈ 泽兰+绿茶
活血散瘀、健胃舒气

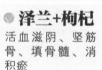

泽兰红枣茶

【材料】泽兰10克，红枣30克，绿茶1克

【调料】白糖适量

【做法】①泽兰洗净，与红枣、绿茶一起放入茶杯中，用刚烧沸的开水冲泡，盖紧茶杯。②30分钟后，揭盖饮茶。

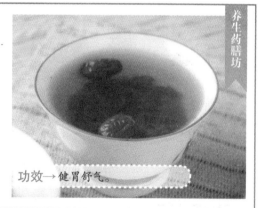

功效→健胃舒气。

养生药膳坊

泽兰煲墨鱼

【材料】泽兰20克，墨鱼250克

【调料】盐、料酒各适量

【做法】①将泽兰洗净，装入布袋中备用。②墨鱼洗净后切片，放入砂锅，加水适量。③放入泽兰药袋浸透，用大火煮沸，烹入料酒，改用小火煨煮1小时，待墨鱼肉酥烂，加盐调味即成。

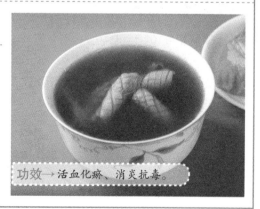

功效→活血化瘀、消炎抗毒。

安神类

　　安神类是以镇定精神、安定神志为主要作用的一类中药，有补心养血、安神定志的功效。安神药广泛应用于神经衰弱、神经官能症、精神分裂症、癫痫、癔病等所致的失眠、健忘、心悸及惊厥抽搐等症，并可用于心律不齐、高血压等病的治疗。

灵芝

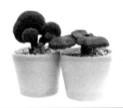

别　　名	灵芝草、神芝、芝草、仙草、瑞草。
性味归经	性平，味苦，归心、肝、脾、肺、肾五经。
保健功效	补气安神、止咳平喘。

适用病症： 主治心神不宁、头昏耳鸣、畏寒乏力、自汗盗汗、神经衰弱、失眠健忘、惊悸不安等症。

特别提醒： 灵芝在以下情况是不建议使用的：病人手术前、后一周内，或正在大出血的病人。

宜搭配的食物及功效

灵芝+红枣
健脾开胃、补虚养身

灵芝+银耳
清润提神、活血化瘀

灵芝+猪蹄
健脾安神、益肾养肝

灵芝+甲鱼
滋补健身、补精髓，养心安神

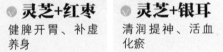

灵芝银耳茶

【材料】银耳10克，灵芝5克，夜交藤8克

【调料】冰糖15克

【做法】①将灵芝、银耳、夜交藤用清水漂洗干净，银耳要泡发浸透。②然后将三者切成碎片，置于热水瓶中，冲入适量沸水。③加盖闷一夜，次晨加入冰糖，溶化后即可。

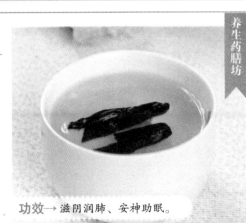

功效→ 滋阴润肺、安神助眠。

养生药膳坊

酸枣仁

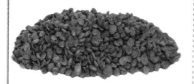

别　　名	红枣仁、酸枣核、山枣仁、酸红枣。
性味归经	性平，味甘、微酸，归心、肝、胆经。
保健功效	补肝宁心、定神除烦、敛汗生津。

适用病症： 主治肝血不足、虚烦不眠、惊悸怔忡、体虚多汗、津伤口渴等症。

特别提醒： 内有实邪郁火及肾虚滑泄梦遗者慎服。

宜搭配的食物及功效

酸枣仁+桂圆
养血安神、益肾固精

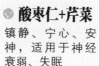

酸枣仁+芹菜
镇静、宁心、安神，适用于神经衰弱、失眠

酸枣仁+小米
养心安神、抗疲劳、滋阴补肾

酸枣仁+虾
滋阴润燥、益气养阴

酸枣仁小米粥

【材料】酸枣仁粉30克，小米50克，黑小米50克

【调料】蜂蜜适量

【做法】①小米、黑小米淘洗干净，放入锅中，加水大火煮开，转小火煮至黏稠。②加入酸红枣粉煮5分钟。③出锅时放入蜂蜜调味即可。

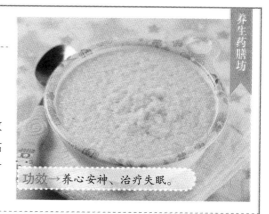

功效→养心安神、治疗失眠。

养生药膳坊

芪枣大虾

【材料】酸枣仁30克、黄芪10克，虾500克

【调料】盐、料酒、葱段、姜片各适量

【做法】①将黄芪、酸枣仁洗净熬成药液。②虾洗净，放入盛器内，加入芪红枣药液、盐、料酒、葱段、姜片，蒸熟即可。

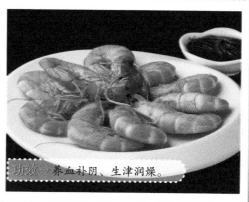

功效→养血补阴、生津润燥。

何首乌

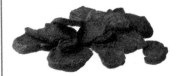

别　　名	首乌、地精、赤敛、小独根、田猪头。
性味归经	性微温，味苦、甘、涩，归肝、肾经。
保健功效	养血滋阴、润肠通便。

适用病症： 主治血虚、头昏目眩、失眠、须发早白、遗精、肠燥便秘、久疟体虚、风疹瘙痒、痈疮、痔疮。

特别提醒： 生首乌是有毒的，颜色偏咖啡色，需经过炮制之后才能作药用。

宜搭配的食物及功效

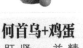

◑ **何首乌+鸡蛋**
补肝肾、益精血、抗早衰

◑ **何首乌+黑芝麻**
健脾补肾、养血益精

◑ **何首乌+猪肝**
补肝益肾、益精血、乌须

◑ **何首乌+鸡肉**
补肝养血、滋肾益精

养生药膳坊

何首乌炒猪肝

【材料】猪肝300克，韭菜250克，何首乌15克，当归10克

【调料】盐3克

【做法】①猪肝洗净氽烫，切片；韭菜洗净，切小段。②何首乌、当归洗净，加水煎煮滤取药汁。③起油锅，下猪肝、韭菜炒，入药汁烧至熟即成。

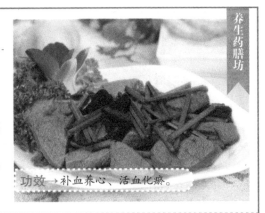

功效→补血养心、活血化瘀。

何首乌黑豆乌鸡汤

【材料】何首乌15克，黑豆50克，红枣10颗，乌鸡1只

【调料】黄酒、姜片、盐各适量

【做法】①乌鸡洗净，斩件；何首乌、黑豆、红枣均洗净。②将乌鸡、何首乌、黑豆、红枣、黄酒、姜片及盐入锅，加水烧沸后，改小火煨至鸡肉熟烂。

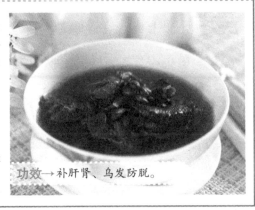

功效→补肝肾、乌发防脱。

合欢皮

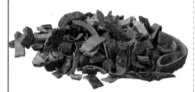

别名	合昏皮、夜合皮、合欢木皮、夜合树皮。
性味归经	性平，味甘、苦，归心、肝经。
保健功效	解郁安神、活血消肿。

适用病症： 主治忧郁、失眠、心神不安、内外痈疡、跌扑损伤等症。

特别提醒： 溃疡病及胃炎患者慎服，风热自汗、外感不眠者禁服。

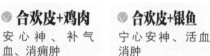

合欢皮+鸡肉
安心神、补气血、消痈肿

合欢皮+银鱼
宁心安神、活血消肿

合欢皮+黄花菜
除烦、解郁、安神，治疗心烦失眠

合欢皮+黄酒
安神健脑、宁心安神

合欢黄花汤

【材料】 黄花菜100克，合欢皮10克，猪肚50克

【调料】 盐适量

【做法】 ①将黄花菜、合欢皮分别洗净；猪肚洗净，焯水备用。②将合欢皮放入锅中，水煎取汁。③将药汁、黄花菜、猪肚同入锅中炖熟，加盐调味即成。

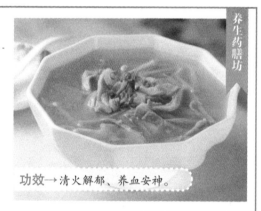

功效→清火解郁、养血安神。

养生药膳坊

合欢酒

【材料】 合欢皮50克，黄酒250毫升

【做法】 ①将合欢皮掰碎，浸于黄酒中，密封置于阴凉处。②每日晃动2次，2周后开封去渣，即可饮用。

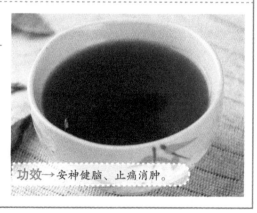

功效→安神健脑、止痛消肿。

补气类

　　以补充人体精微物质、增强功能，从而提高人体抗病能力、消除气虚证候为主要功效的药物，称为补气药。肺主一身之气，脾为气血生化之源，故临床多与肺、脾两脏关系密切。用药时应注意补中有行，即补气之中酌加行气之品，避免呆补滞气。

人参

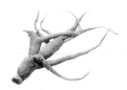

别　　名	人街、鬼盖、玉精、土精、地精、孩儿参。
性味归经	性平，味甘、微苦，归脾、肺经。
保健功效	大补元气、复脉固脱、补脾益肺。

适用病症： 主治劳伤虚损、食少、反胃吐食、大便滑泄、惊悸、健忘、眩晕、阳痿、尿频、消渴、妇女崩漏等症。

特别提醒： 实证、热证忌服。

宜搭配的食物及功效

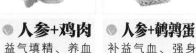

◍ **人参+鸡肉**
益气填精、养血调经

◍ **人参+鹌鹑蛋**
补益气血、强身健脑

忌搭配的食物及原因

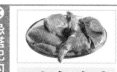

✕ **人参+兔肉**
两者同食补益太过，可能会导致上火

✕ **人参+白萝卜**
作用相反，不宜同用

滋补人参鸡汤

养生药膳坊

【材料】山鸡250克，人参15克，黄芪8克，红枣适量

【调料】姜片5克，盐4克

【做法】①将山鸡处理干净，斩块，洗净余水；人参切片；黄芪、红枣均洗净备用。②汤锅上火倒入水，下入山鸡块、人参片、姜片、黄芪、红枣，大火煲沸后转小火煲至熟烂，加盐调味即可。

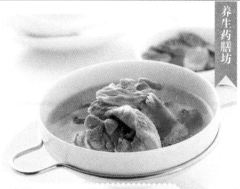

功效➔ 大补元气、延年益寿。

人参煲乳鸽

【材料】乳鸽1只，人参10克，红枣10个
【调料】生姜5克，盐3克
【做法】①乳鸽处理干净；人参、红枣洗净；生姜洗净切片。②乳鸽入沸水中汆去血水，捞出洗净。③将乳鸽、人参、红枣、姜片一起装入煲中，再加适量清水，以大火炖开，改小火煮2小时，加盐调味即可。

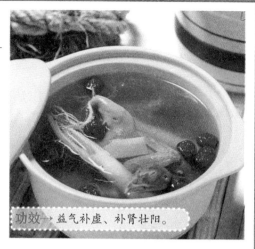

功效 → 益气补虚、补肾壮阳。

人参红枣粥

【材料】人参5克，红枣5颗，大米50克
【调料】白糖适量
【做法】①将人参洗净；大米洗净，泡软；红枣洗净，泡发。②砂锅中放入人参，倒清水煮沸，转入小火煎煮，滤出残渣，保留人参的汤汁备用。③加大米和红枣，续煮至大米熟透即可熄火，起锅前，加入适量白糖搅匀即可。

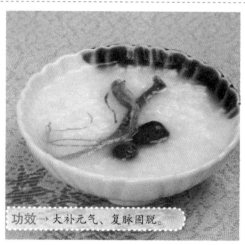

功效 → 大补元气、复脉固脱。

人参鹌鹑蛋

【材料】黄精10克，人参7克，鹌鹑蛋12个
【调料】盐、麻油、酱油、高汤各适量
【做法】①将人参煨软；黄精加水煎取汁。②鹌鹑蛋煮熟去壳，用麻油炸成金黄色。③锅内入高汤、酱油、盐兑成汁，下入人参、黄精汁、鹌鹑蛋煮5分钟即可。

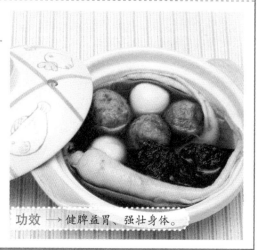

功效 → 健脾益胃、强壮身体。

西洋参

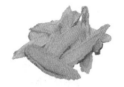

别　　名	花旗参、西洋人参、西参、洋参、佛兰参。
性味归经	性凉，味甘、微苦，归心、肺、肾经。
保健功效	补气养阴、清热生津。

适用病症： 主治气虚阴亏、肺虚久咳、失血、内热、咳喘痰血、虚热烦倦、消渴、口燥咽干等症。

特别提醒： 中阳衰微、胃有寒湿者忌服。

宜搭配的食物及功效

✔ 西洋参+乌鸡肉
健脾益肺、养血柔肝

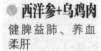

✔ 西洋参+蜂蜜
养阴润燥、清火益气

忌搭配的食物及原因

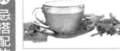

✖ 西洋参+茶
茶解药，会破坏西洋参中的有效成分，不宜同食

✖ 西洋参+白萝卜
西洋参补气，白萝卜泄气，作用相反，不宜同食

西洋参鸡汤

养生药膳坊

【材料】 西洋参10克，鸡肉250克，红枣适量

【调料】 姜片、盐各适量

【做法】 ①将鸡肉洗净，切块，放入锅中煎至半熟备用；西洋参、红枣分别洗净。②锅中倒入适量水，水开后放鸡肉、红枣、西洋参、姜片、盐，收小火煲约半小时。

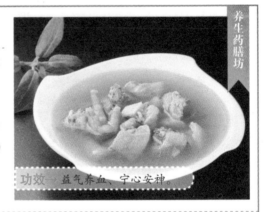

功效→ 益气养血、宁心安神。

西洋参蜂蜜汤

【材料】 西洋参10克，蜂蜜50克

【调料】 冰糖50克

【做法】 ①西洋参放入炖盅中，加水，文火炖煮约10分钟，直至有参味。②放凉后倒出参汤，加入蜂蜜和冰糖搅拌均匀，即可。

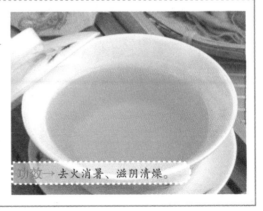

功效→ 去火消暑、滋阴清燥。

党参

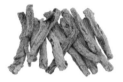

别　　名	黄参、汶元参。
性味归经	性平，味甘，归脾、肺经。
保健功效	补中益气、健脾益肺。

适用病症：主治脾肺虚弱、气血两亏、气短心悸、食少便溏、久泻脱肛、虚喘咳嗽、内热消渴等症。

特别提醒：气滞、怒火盛者禁用；实证、热证者禁服；正虚邪实证者，不宜单独服用。

宜搭配的食物及功效

党参+鸡肉
补血养颜、滋补肝肾

党参+鸽子
滋补益气、祛风解毒

党参+鸭肉
滋阴补气、益智宁神

党参+猪尾骨
补气养血，滋补肝肾

党参豆芽尾骨汤

【材料】猪尾骨1条、西红柿1个、党参5克，黄豆芽100克

【调料】盐适量

【做法】①猪尾骨切段，氽烫洗净。②黄豆芽、党参分别洗净；西红柿洗净切块。③将猪尾骨、黄豆芽、西红柿和党参放入锅中，加适量水炖30分钟，加盐调味即成。

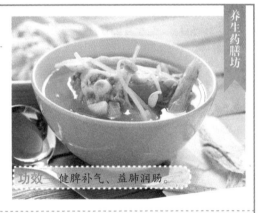

功效　健脾补气、益肺润肠。

养生药膳坊

党参老鸭汤

【材料】鸭肉300克，党参15克，枸杞适量

【调料】盐、鸡精各适量

【做法】①鸭肉切块，洗净，氽水；党参洗净，切段，浸泡。②锅中放入鸭肉、党参、枸杞，加入适量清水，大火烧沸后转小火慢炖2小时。③调入盐和鸡精，稍炖，关火出锅即可。

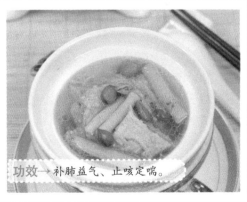

功效→补肺益气、止咳定喘。

黄芪

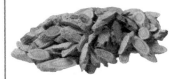

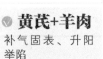

别　　名	北芪、绵芪、黄耆。
性味归经	性温、味甘，归脾、肺经。
保健功效	补气固表、利尿排毒、排脓敛疮。

适用病症：主治中气下陷所致的脱肛、子宫脱垂、内脏下垂、崩漏带下、气虚乏力、水肿及消渴等症。

特别提醒：本品性偏温，表虚邪盛、气滞湿阻、食积内停、阴虚火旺、痈疽热毒明显时，均不宜服用。

宜搭配的食物及功效

黄芪+羊肉
补气固表、升阳举陷

黄芪+山药
补气健脾、利尿、抗衰老

黄芪+猪肝
补益血气、益肝明目

黄芪+猪蹄
健脾胃、益元气、利水消肿

黄芪灵芝猪蹄汤

【材料】猪脚600克，黄芪50克，灵芝30克

【调料】盐适量

【做法】①将猪蹄洗净，切块；灵芝洗净，切块；黄芪洗净备用。②将灵芝、黄芪、猪蹄同放于砂锅中。③注入清水，煮40分钟，再加盐调味即可。

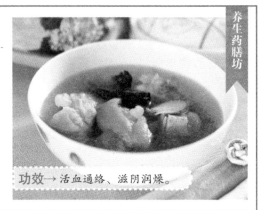

功效→活血通络、滋阴润燥。

黄芪枸杞子猪肝汤

【材料】猪肚300克，黄芪15克，枸杞子10克，姜片10克

【调料】盐、生粉、鸡精各适量

【做法】①猪肚用盐、生粉搓净切块，用沸水汆烫备用；黄芪、枸杞洗净。②将所有食材放入砂煲内，加入适量清水，煲煮2小时后，调入盐、鸡精即可。

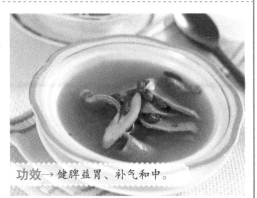

功效→健脾益胃、补气和中。

养生药膳坊

补阳类

以补充人体精微物质、增强功能，从而提高人体抗病能力、消除阳虚症候为主要功效的药物，称为补阳药。肾阳为一身阳气之本，诸脏阳虚多本于肾阳不足，故补阳药多与肾脏关系密切。本节药物多偏温燥，对于阴虚火旺者应避免妄用。

补骨脂

别　　名	破骨纸、破故纸、婆固脂、黑故子、胡韭子。
性味归经	性温，味辛、苦，归肾、脾经。
保健功效	温肾助阳、纳气、止泻。

适用病症： 内服治阳痿遗精、遗尿、尿频、腰膝冷痛、肾虚作喘、五更泄泻等症；外用可治白癜风、斑秃等症。

特别提醒： 阴虚下陷、内热烦渴、眩晕气虚、怀孕心包热、二便结者禁用。

宜搭配的食物及功效

补骨脂+鸭肉
补肾助阳、健脾化湿

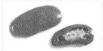
补骨脂+猪腰
补肾固精、温脾止泻

忌搭配的食物及原因

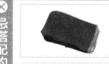
补骨脂+猪血
猪血是止血化水，与补骨脂相反、相克

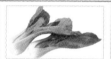
补骨脂+油菜
油菜损阳，补骨脂助阳，二者性味相反

补骨脂芡实鸭汤

养生药膳坊

【材料】补骨脂15克，芡实50克，鸭肉300克

【调料】盐适量

【做法】①将鸭肉切块，洗净，余去血水。②芡实淘洗干净，与补骨脂、鸭肉一起放入锅中，加入适量水，大约盖过所有的材料，大火煮开后转小火炖30分钟左右，快煮熟时加盐调味即可。

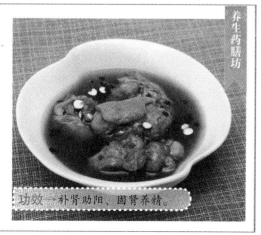

功效—补肾助阳、固肾养精。

肉苁蓉

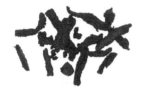

别　　名	大芸、金笋。
性味归经	性温，味甘、咸，归肾、大肠经。
保健功效	补肾阳、益精血、润肠通便。

适用病症： 主治肾阳虚衰、精血亏损、阳痿、遗精、腰膝冷痛、耳鸣目花、带浊、尿频、崩漏、不孕不育、肠燥便秘等症。

特别提醒： 阴虚火旺及大便泄泻者慎用。

宜搭配的食物及功效

肉苁蓉+羊肉
补肾壮阳、益气补虚、温中暖下

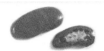
肉苁蓉+猪腰
补肾益精、延年益寿

肉苁蓉+鸽子蛋
补肾、益精、润燥、滑肠

肉苁蓉+海参
补肾益精、滋阴养血、润燥

肉苁蓉莲子羊骨汤

【材料】羊骨400克，肉苁蓉、莲子各20克

【调料】盐、鸡精各适量

【做法】①羊肉切块，氽水洗净；肉苁蓉洗净，切块；莲子洗净。②将羊骨、肉苁蓉、莲子放入炖盅，加入适量开水，以小火炖2小时，调入盐、鸡精即可。

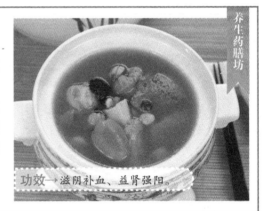

功效→滋阴补血、益肾强阳。

养生药膳坊

肉苁蓉熟地猪腰汤

【材料】猪腰200克，肉苁蓉30克，熟地黄20克，枸杞5克

【调料】醋、白酒、盐各适量

【做法】①猪腰去白脂膜，洗净切片，用醋、白酒腌制片刻。②熟地黄、肉苁蓉、枸杞分别洗净。③将所有材料放入砂锅中，加水煲2小时，加盐调味即可。

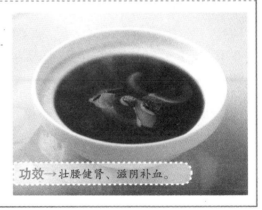

功效→壮腰健肾、滋阴补血。

冬虫夏草

别　　名	中华虫草、夏草冬虫、虫草。
性味归经	性平，味甘，归肾、肺经。
保健功效	补肺益智、止血化瘀、壮阳益精。

适用病症： 主治肺虚咳喘、劳嗽痰血、自汗、盗汗、肾虚阳痿、遗精、腰膝酸痛、病后体弱等症。

特别提醒： 有表邪者慎服。

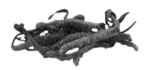

宜搭配的食物及功效

冬虫夏草+胡萝卜
补虚润脏、养颜益肝

冬虫夏草+猪肉
补肾益肺、止咳定喘

冬虫夏草+鸭肉
滋阴补肾、润燥生津

冬虫夏草+甲鱼
滋阴潜阳、增强免疫力

虫草红枣炖甲鱼

【材料】冬虫夏草5枚，甲鱼1只，红枣10颗
【调料】料酒、盐、葱段、姜片、蒜片各适量
【做法】①甲鱼洗净，切块；虫草洗净；红枣洗净。②将甲鱼、虫草、红枣放入砂锅中，加入料酒、盐、葱段、姜片、蒜片，炖2小时，拣出姜、蒜即成。

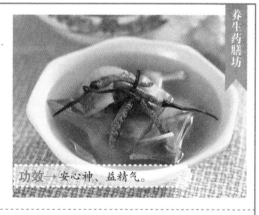

功效→安心神、益精气。

虫草炖雄鸭

【材料】雄鸭1只，冬虫夏草5枚，枸杞适量
【调料】姜片、葱花、盐各适量
【做法】①将虫草用温水洗净；鸭洗净后斩块，余去血水备用。②将鸭块与虫草先用大火煮开，再用小火炖软后，加入姜片、葱花、盐、枸杞炖熟后即可。

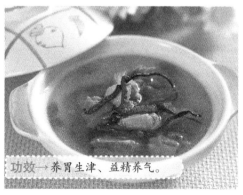

功效→养胃生津、益精养气。

杜仲

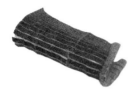

别　　名	丝楝树皮、丝棉皮、棉树皮、胶树。
性味归经	性温，味甘，归肝、肾经。
保健功效	降血压、补肝肾、强筋骨、安胎气。

适用病症： 主治腰脊酸疼、筋骨无力、足膝痿弱、小便余沥、阴下湿痒、胎漏欲堕、胎动不安、高血压等症。

特别提醒： 阴虚火旺者慎服。

宜搭配的食物及功效

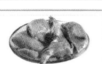

❤ **杜仲+兔肉**
补肾益精、养血乌发

❤ **杜仲+乌鸡**
补虚损、强筋骨、调经止带

❤ **杜仲+牛肉**
补肾阳、强筋骨、健脾胃

❤ **杜仲+羊肉**
温经散寒、补虚助阳

杜仲羊肉萝卜汤

【材料】杜仲15克，羊肉200克，白萝卜50克，羊骨汤400克

【调料】盐、料酒、胡椒粉、姜片、葱段各适量

【做法】①羊肉洗净切块，氽去血水；白萝卜洗净切块。②将杜仲用布袋包好，同羊肉、萝卜、料酒、胡椒粉、姜片、葱段下锅，炖1小时，加盐调味即可。

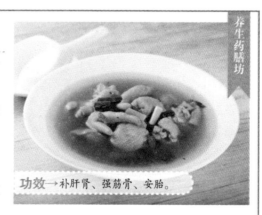

功效→补肝肾、强筋骨、安胎。

杜仲牛肉

【材料】杜仲20克，枸杞15克，牛肉500克

【调料】姜片、葱段、盐各适量

【做法】①牛肉洗净，焯水备用。②将杜仲和枸杞洗净，与牛肉放入锅中，加水，大火煮沸后，加姜片和葱段，转小火炖煮1小时。③捡去杜仲，加盐调味即可。

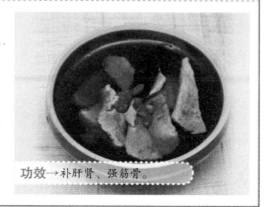

功效→补肝肾、强筋骨。

补阴类

　　以补充人体精微物质、增强功能，从而提高人体抗病能力、消除阴虚症候为主要功效的药物，称为补阴药。补阴的同时应注意补阳。且本节药物多具滋腻之性，使用时仍应注意防止碍于脾胃运化，避免呆补。

枸杞

别　　名	苟起子、枸杞红实、甜菜子、西枸杞。
性味归经	性平，味甘，归肝、肾、肺经。
保健功效	补精气、坚筋骨、滋肝肾、止消渴。

适用病症：主治虚劳津亏、腰膝酸痛、眩晕耳鸣、血虚萎黄、目昏不明、冠心病、甲亢、痛经等症。

特别提醒：外邪实热、脾虚有湿及泄泻者忌服。

宜搭配的食物及功效

● 枸杞+甲鱼
补肾养血、清热除烦、宁心安神

● 枸杞+山药
补脾益肾、增强免疫力

● 枸杞+猪肚
滋补肝肾、补阴血、美容

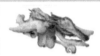

● 枸杞+佛手
补中益气、抗老防衰

枸杞炖甲鱼

【材料】甲鱼250克，枸杞30克，熟地黄10克，红枣10颗

【调料】盐、味精各适量

【做法】①甲鱼洗净。②枸杞、熟地黄分别洗净；红枣去核，洗净。③将甲鱼、枸杞、熟地黄、红枣一齐放入煲内，加开水适量，大火烧开后，改小火炖2小时，调入盐、味精即可。

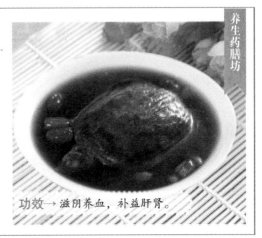

养生药膳坊

功效→滋阴养血，补益肝肾。

枸杞佛手粥

【材料】枸杞少许，佛手柑适量，大米100克

【调料】白糖3克，葱花适量

【做法】①大米洗净，下入冷水中浸泡半小时后捞出沥干水分；佛手柑洗净，切碎；枸杞洗净，用温水泡至回软备用。②锅置火上，倒入清水，放入大米，以大火煮开。③加入佛手柑、枸杞煮至浓稠状，调入白糖、葱花拌匀即可。

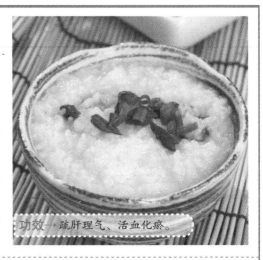

功效 → 疏肝理气、活血化瘀。

猪肚黄芪枸杞汤

【材料】猪肚300克，黄芪10克，枸杞子10克

【调料】姜片、盐、生粉、鸡精各适量

【做法】①猪肚用盐、生粉搓洗，并用水冲洗干净，切成小块，用沸水汆烫至收缩，捞出沥干；黄芪、枸杞洗净。②将所有食材放入同一砂煲内，注入适量清水，大火煮开后转小火煲煮，2小时后调入盐、鸡精即可。

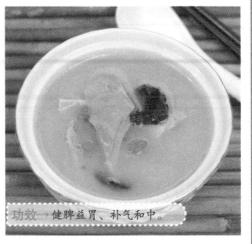

功效 → 健脾益胃、补气和中。

山药薏米枸杞汤

【材料】枸杞10克，薏米100克，山药25克

【调料】生姜片、冰糖各适量

【做法】①山药去皮，洗净；薏米洗净，泡发；枸杞洗净。②锅中加水适量，将以上备好的材料放入锅中，加入生姜片，大火煮开，再转小火煲约1.5小时。③再加入冰糖调味即可。

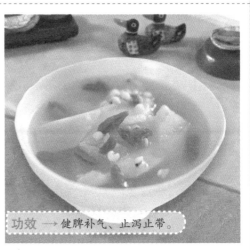

功效 → 健脾补气、止泻止带。

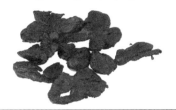

黄精

别　　名	老虎姜、鸡头参。
性味归经	性平，味甘，归肺、脾、肾经。
保健功效	补气养阴、健脾、润肺、益肾。

适用病症： 主治脾胃虚弱、体倦乏力、口干食少、肺虚燥咳、精血不足、内热消渴等症。

特别提醒： 脾胃虚寒、腹泻便溏、食欲不振者慎服。

宜搭配的食物及功效

✅ **黄精+鹿肉**
强身健体、补肾壮阳

✅ **黄精+鸡肉**
养血补气、润发黑发

✅ **黄精+乳鸽**
补血养颜、宁心安神

忌搭配的食物及原因

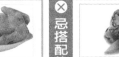

❌ **黄精+乌梅**
梅肉的药性与黄精相悖，两者同食药性会相中和

黄精海参炖乳鸽

【材料】乳鸽1只，黄精10克，枸杞、海参各少许

【调料】盐适量

【做法】①乳鸽洗净，放入开水中汆透后捞出；海参洗净泡发。②将乳鸽、黄精、海参、枸杞及适量清水放入瓦煲，煲5小时，加盐调味即可。

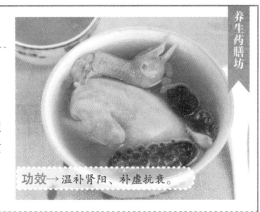

功效→温补肾阳、补虚抗衰。

养生药膳坊

黄精山药鸡汤

【材料】鸡腿1只，鲜山药200克，黄精10克，红枣8颗

【调料】盐适量

【做法】①鸡腿洗净斩块，汆烫去血水；山药去皮洗净切块。②将鸡腿、黄精、红枣放入锅中，煮20分钟。③加入山药继续煮10分钟，加入盐调味即成。

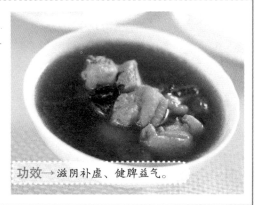

功效→滋阴补虚、健脾益气。

麦冬

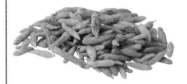

别　名	寸冬、忍冬、川麦冬、麦门冬、忍凌。
性味归经	性微寒，味甘、微苦，归心、肺、胃经。
保健功效	养阴生津、润肺清心。

适用病症： 主治肺燥干咳、虚痨咳嗽、津伤口渴、心烦失眠、内热消渴、肠燥便秘等症。

特别提醒： 脾胃虚寒泄泻、胃有痰饮湿浊及风寒咳嗽者忌服。

宜搭配的食物及功效

▽ **麦冬+牛奶**
补益脾胃、生津润肠

▽ **麦冬+山药**
益气健脾、养阴润肺、清心除烦

▽ **麦冬+乌鸡**
滋阴补肾、美容养颜

忌搭配的食物及原因

✕ **麦冬+黑木耳**
两者同食容易引起胸闷不适感

山药麦冬瘦肉汤

【材料】瘦肉300克，山药200克，麦冬10克，党参8克

【调料】姜片、盐、鸡精各适量

【做法】①瘦肉切块，沸水汆烫后洗净；山药去皮切片。②将瘦肉、党参、麦冬、山药、姜片等放入锅中，加水炖煮1小时，加入盐调味即可。

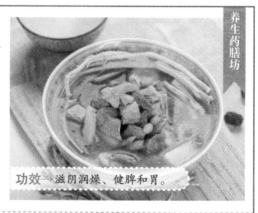

养生药膳坊

功效→滋阴润燥、健脾和胃。

麦冬红枣乌鸡汤

【材料】乌鸡1只，麦冬、红枣、枸杞各15克，人参8克

【调料】盐适量

【做法】①乌鸡洗净斩块，汆去血水；人参、麦冬洗净，切片；红枣、枸杞洗净，清水浸泡。②将所有材料放入锅中，加水慢炖2小时，加盐调味即可。

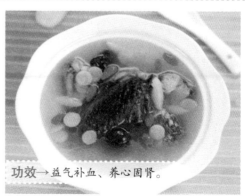

功效→益气补血、养心固肾。

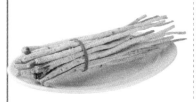

沙参

别　　名	南沙参、泡参、泡沙参。
性味归经	性平，味甘，归肺、胃经。
保健功效	清肺化痰、养阴润燥、益胃生津。

适用病症： 主治阴虚发热、肺燥干咳、肺痿痨嗽、痰中带血、喉痹咽痛、津伤口渴等症。

特别提醒： 脏腑无实热，因风寒引起的咳嗽不适者，勿服沙参。

宜搭配的食物及功效

沙参+鸭肉
养阴润燥、清热化痰

沙参+牛肉
养阴润肺、祛痰止咳

沙参+猪肚
增强体力、强壮身体

沙参+莲子
养阴润肺、清热化痰

沙参猪肚汤

【材料】猪肚半个，沙参25克，薏米、莲子各2克

【调料】盐适量

【做法】①猪肚洗净，沸水汆烫、切块；莲子、薏米洗净；沙参洗净。②将所有材料放入锅中，加水炖煮约半小时，待猪肚熟烂，加盐调味即可。

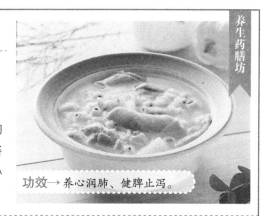
功效→养心润肺、健脾止泻。

沙参莲子汤

【材料】莲子20克，百合15克，枸杞15克，沙参10克，玉竹10克

【调料】蜂蜜适量

【做法】①将沙参、玉竹、枸杞、百合分别洗净；莲子洗净。②将所有材料放入砂锅中加适量水，煲约90分钟即可关火，静置稍凉后加入蜂蜜调味即成。

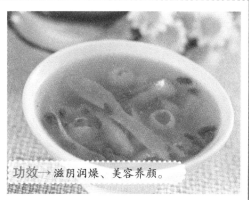
功效→滋阴润燥、美容养颜。

玉竹

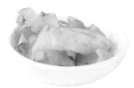

别　名	葳蕤、玉参。
性味归经	性微寒，味甘，归肺、胃经。
保健功效	养阴润燥，除烦止渴。

适用病症：主治劳伤虚损、食少、倦怠、虚脱、大便清泄、气急喘促、口渴多汗、惊悸、消渴等症。

特别提醒：痰湿气滞者、脾虚便溏者慎服；阴病内寒者禁服玉竹。

宜搭配的食物及功效

玉竹+梨
润肺清痰、止渴生津

玉竹+鸭肉
滋阴清热、润肠通便

玉竹+鸡肉
滋润养颜、养胃生津

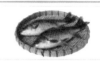
玉竹+鲫鱼
生津止渴、润肺养颜

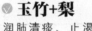

玉竹红枣煲鸡汤

【材料】鸡腿肉350克，玉竹10克，枸杞8克，红枣5颗

【调料】盐、鸡精各适量

【做法】①鸡肉洗净斩块，沸水汆烫去血水；玉竹、红枣、枸杞分别洗净。②锅中注水煮沸，放入鸡肉、玉竹、红枣、枸杞，慢炖2小时后加盐调味即可。

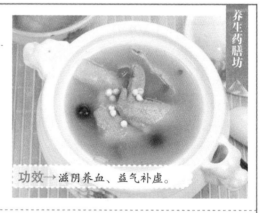
功效→滋阴养血、益气补虚。

玉竹党参鲫鱼汤

【材料】鲫鱼1条，胡萝卜半根，玉竹、党参各15克

【调料】姜片、盐各适量

【做法】①鲫鱼宰杀洗净，过油煎香；胡萝卜去皮洗净，切片；玉竹、党参洗净。②将所有材料放入汤锅中，小火慢炖2小时，出锅前加盐调味即可。

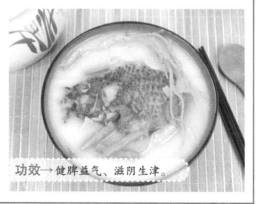
功效→健脾益气、滋阴生津。

补血类

　　以补充人体精微物质、增强功能，从而提高人体抗病能力、消除血虚症候为主要功效的药物，称为补血药。如遇血虚兼气虚的，须配用补气药；血虚兼阴虚的，须配用滋阴药。本节药性多黏腻，应适当配伍健胃消化的药物，以免影响食欲。

当归

别　　名	秦归、云归、西当归、岷当归。
性味归经	性温，味甘、辛，归肝、心、脾经。
保健功效	补血和血、调经止痛、润燥滑肠。

适用病症：主治血虚、月经不调、冠心病心绞痛、风湿痹痛、跌打损伤、肠燥便秘、久咳气喘等症。

特别提醒：本品属甘温润补之品，热盛出血者禁服，湿盛中满及大便溏泄者、孕妇慎服。

宜搭配的食物及功效

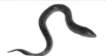

● 当归+鸡肉
滋补肝肾、补益脾肺

● 当归+黑木耳
健脾胃、补血安神

● 当归+鳝鱼
气血双补、壮腰健肾

● 当归+羊肉
补益气血、散寒止痛

当归羊肉汤

【材料】羊肉300克，当归10克，枸杞20克，红枣20克

【调料】盐、鸡精各适量

【做法】①羊肉洗净，切件，汆水；当归洗净，切块；红枣、枸杞洗净，浸泡。②将羊肉、当归、枸杞、红枣放入锅中，加入清水小火炖2小时。③调入盐、鸡精，稍炖后出锅即可食用。

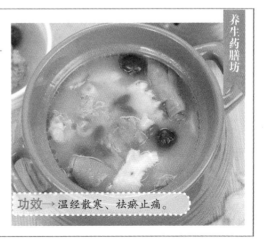

养生药膳坊

功效→温经散寒、祛瘀止痛。

白芍

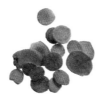

别　　名	将离、金芍药、杭芍、东芍、芍药。
性味归经	性凉，味苦、酸，归肝、脾经。
保健功效	养血柔肝、缓中止痛、敛阴收汗。

适用病症： 主治胸腹胁肋疼痛、泻痢腹痛、自汗盗汗、阴虚发热、月经不调、崩漏、带下等症。

特别提醒： 小儿麻疹、虚寒腹痛、泄泻者慎服。

宜搭配的食物及功效

♥ **白芍+生姜**
补益阳气、可用于虚寒腹痛

♥ **白芍+猪尾**
养血敛阴、补腰力、益骨髓

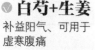
♥ **白芍+猪肝**
补肝明目、补气养血

忌搭配的食物及原因

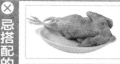
✖ **白芍+乳鸽**
疏肝解郁、调气理血

白芍猪尾汤

【材料】白芍10克，猪尾1条，猪瘦肉50克

【调料】姜片、料酒、白糖、盐各适量

【做法】①将猪尾洗净砍段，猪瘦肉洗净切块，分别焯水；白芍洗净备用。②将适量水倒入锅内，煮沸后加入猪尾、生姜片、料酒、瘦肉、白芍，炖熟后加入白糖、盐调味即可。

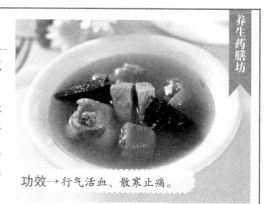

功效→行气活血、散寒止痛。

白芍猪肝汤

【材料】白芍15克，猪肝200克，菊花15克，枸杞10克

【调料】盐3克

【做法】①猪肝洗净切片焯水；白芍、枸杞、菊花均洗净备用。②净锅上火倒入水煮开，下入白芍、菊花、猪肝煲至熟。③后下入枸杞，调入盐即可。

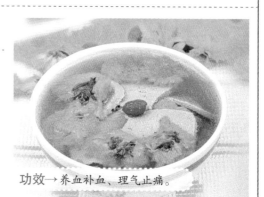

功效→养血补血、理气止痛。

阿胶

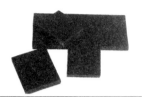

别　　名	驴皮胶、二泉胶、傅致胶、盆覆胶。
性味归经	性平，味甘，归肺、肝、肾经。
保健功效	补血，止血，滋阴润燥。

适用病症： 主治眩晕、心悸失眠、久咳、咯血、衄血、吐血、尿血、便血、崩漏、月经不调等症。

特别提醒： 消化不良、胃弱便溏者慎服。

宜搭配的食物及功效

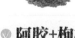

阿胶+鸡肉
滋阴补血、增强体质

阿胶+枸杞
有养胎、安胎的功效

阿胶+糯米
滋阴补虚、养血补血

阿胶+牛肉
滋阴养血、温中健脾

甜酒煮阿胶

【材料】甜酒500毫升，阿胶12克

【调料】片糖适量

【做法】①阿胶洗净，泡发。②将锅洗净，加入适量清水，将甜酒倒入，加热至沸腾。③放入泡好的阿胶后搅匀，将大火转入小火，待开，再加入片糖，继续加热，至阿胶、片糖完全溶化即可。

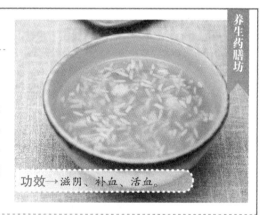

养生药膳坊

功效→滋阴、补血、活血。

阿胶牛肉汤

【材料】牛肉100克，阿胶15克

【调料】米酒20毫升，姜片、盐各适量

【做法】①将牛肉去筋，余水，切片备用。②将牛肉片与姜片、米酒一起放入砂锅，加入适量的水，先用大火煮沸，再转用小火煮30分钟。③加入洗净的阿胶以及盐，待溶解后，搅拌均匀即可。

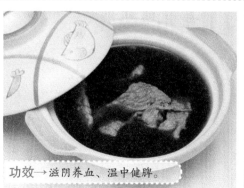

功效→滋阴养血、温中健脾。

熟地黄

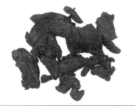

别　　名	熟地、伏地。
性味归经	性微温，味甘，归肝、肾经。
保健功效	滋阴补血，益精填髓。

适用病症： 主治肝肾阴虚、骨蒸潮热、盗汗遗精、血虚萎黄、心悸怔忡、月经不调、须发早白等症。

特别提醒： 脾胃虚弱、气滞痰多、腹满、便溏者忌服。

宜搭配的食物及功效

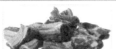
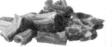

熟地黄+排骨
补血滋阴、益精填髓

熟地黄+鸭肉
滋肾补肺、润燥止咳

熟地黄+乌鸡
补血强身、益精填髓

熟地黄+糯米
补精益髓、补血养肝

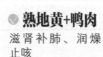

养生药膳坊

熟地黄肠粉

【材料】熟地黄5克，肠粉100克，虾仁20克，韭菜80克，猪肉丝40克
【调料】盐适量
【做法】①熟地黄洗净，放入锅中煎取药汁。②韭菜、虾仁分别洗净、切碎。③一片肠粉包入猪肉和韭菜，另一片肠粉包入虾仁和韭菜，蒸熟淋药汁。

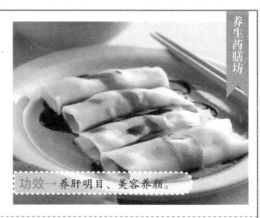

功效→养肝明目、美容养颜。

山药熟地乌鸡汤

【材料】乌鸡腿200克，熟地、山药、桔梗、茯苓、泽泻各5克
【调料】盐适量
【做法】①将鸡腿剁块，放入沸水中氽烫，捞起，冲净。②将鸡腿和所有药材一道放入锅中，加7碗水以大火煮开，转小火慢炖40分钟，加盐调味即可。

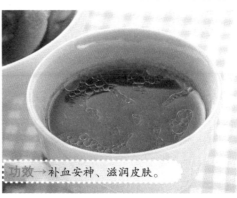

功效→补血安神、滋润皮肤。

止血类

凡能制止体内外出血，治疗各种出血病症为主的药物，称为止血药。本类药药性有寒、温、散、敛之异，功效有凉血止血、温津止血、化瘀止血、收敛止血之别。凉血止血药如大蓟、小蓟、侧柏叶、槐花等；化瘀止血如茜草、蒲黄等；收敛止血如白及等；温经止血如艾叶等。

田七

别　　名	三七。
性味归经	性温，味甘、微苦。归肝、胃经。
保健功效	散瘀止血、消肿定痛。

适用病症： 主治痢疾、腹泻、喉炎、劳伤、衄血、便血、崩漏、咯血、吐血、外伤出血、胸腹刺痛等症。

特别提醒： 食用田七时须注意饮食清淡，忌寒凉生冷及辛辣煎煠物品。

宜搭配的食物及功效

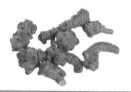

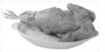 **田七+鸽肉**
补气活血、化瘀散结

 **田七+鸡肉**
温中益气、活血散瘀

忌搭配的食物及原因

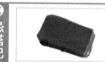 ⊗**田七+猪血**
猪血影响药效的吸收，两者不宜同食

 ⊗**田七+菠菜**
两者同食，会降低田七的药效

田七二仁乳鸽汤

【材料】乳鸽1只，田七8克，酸红枣仁10克，柏子仁8克

【调料】桂圆、盐各适量

【做法】①将乳鸽洗净、剁块，放入沸水汆烫，冲净沥水。②田七、酸红枣仁、柏子仁分别洗净备用。③将所有材料一同放入锅中，加水适量，以武火煮开，转文火续炖至乳鸽熟烂即可熄火。

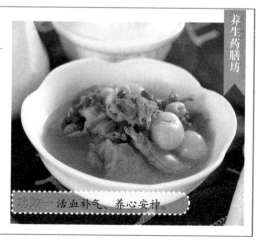

养生药膳坊

功效——活血补气、养心安神。

白芨

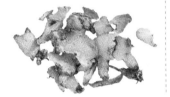

别　　名	白及、白给、白根、白鸟儿头、白鸡儿。
性味归经	性微寒，味苦、甘、涩，归肺、肝经。
保健功效	收敛止血、消肿生肌。

适用病症： 主治咯血、吐血、衄血、便血、外伤出血、痈疮肿毒、烫灼伤、手足皲裂、肛裂等症。

特别提醒： 外感咳血，肺痈初起及肺胃有实热者忌服。

宜搭配的食物及功效

白芨+银耳
润肺化痰、生津散结

白芨+鲤鱼
解毒消肿、止血生肌

忌搭配的食物及原因

白芨+川乌
两种药物合用，会降低药效

白芨+附子
附子性温，白芨性寒，两者合用会降低药效

白芨银耳粥

【材料】白芨30克，银耳30克，大米、小米各50克

【调料】鸡汤适量

【做法】①将白芨洗净后放入锅中，加水煎取药汁备用。②将银耳洗净泡发，撕成小块。③将银耳、大米、小米、药汁、鸡汤一同放入砂锅中，熬煮成粥。

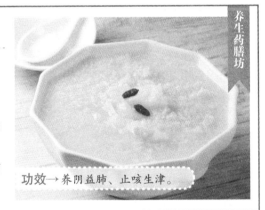

功效→养阴益肺、止咳生津。

白芨煮鲤鱼

【材料】鲤鱼1条，白芨15克

【调料】蒜片，姜片、盐各适量

【做法】①将鱼去鳞、鳃等，洗净，放入油锅中稍煎片刻。②将煎好的鱼与白芨、蒜片、姜片一同放入锅中，加入适量水，大火烧开后，转小火炖煮1小时，加盐调味，取出药材即成。

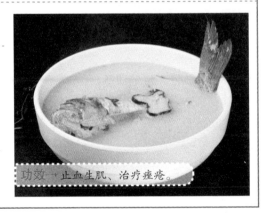

功效→止血生肌、治疗痤疮。

白茅根

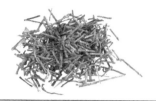

别　　名	甜草根、地节根。
性味归经	性寒，味甘，归肺、胃、小肠经。
保健功效	凉血、止血、清热、利尿。

适用病症： 主治热病烦渴、吐血、衄血、肺热喘急、胃热哕逆、淋病、小便不利、水肿、黄疸等症。

特别提醒： 脾胃虚寒，溲多不渴者忌服。

宜搭配的食物及功效

♥ **白茅根+莲藕**
可用于尿血、心烦等症

♥ **白茅根+雪梨**
清热润肺、化痰止咳、凉血

♥ **白茅根+菠萝**
利尿通淋，可治疗急性肾炎

♥ **白茅根+白萝卜**
清热化痰、消食降脂，有利减肥

白茅根莲藕汤

养生药膳坊

【材料】白茅根30克，莲藕1小块、山楂3个

【调料】盐适量

【做法】①将白茅根洗净，放入锅中，加水煎取药汁。②山楂洗净切块，莲藕洗净切片。③将山楂、莲藕放入锅中，加药汁，一起煮约半小时，加盐调味即成。

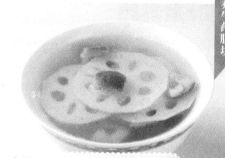

功效→清热利湿、凉血止血。

白茅根雪梨猪肺汤

【材料】鲜白茅根200克、雪梨4个、猪肺1副

【调料】盐适量

【做法】①猪肺洗净切块，过水备用；白茅根洗净煎取药汁；雪梨洗净切块。②将雪梨、猪肺、药汁一同倒入锅中，用小火煲2小时，出锅前加盐调味即可。

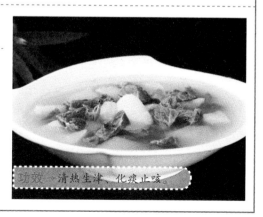

功效→清热生津、化痰止咳。

艾叶

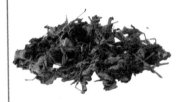

别　　名	艾、艾蒿、家艾、大艾叶、杜艾叶、萋蒿。
性味归经	性温，味苦、辛，归脾、肝、肾经。
保健功效	理气血、逐寒湿、温经、止血、安胎。

适用病症：主治心腹冷痛、泄泻转筋、久痢、吐衄、下血、月经不调、崩漏、胎动不安、痈疡、疥癣等症。

特别提醒：阴虚血热者慎用。

宜搭配的食物及功效

艾叶+大蒜
平逆气、止血、抗衰老

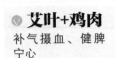

艾叶+鸡肉
补气摄血、健脾宁心

艾叶+大米
开胃消食、养肝健脑

艾叶+鹌鹑
开胃暖胃、益气补虚

艾叶煮鹌鹑

养生药膳坊

【材料】艾叶30克，菟丝子15克，川芎10克，鹌鹑2只

【调料】黄酒、盐各适量

【做法】①将鹌鹑洗净，艾叶、菟丝子、川芎分别洗净。②砂锅中注入清水，放入所有材料，烧开后捞去浮沫，加入黄酒和盐，小火炖至熟烂即可。

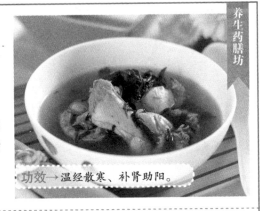

功效→温经散寒、补肾助阳。

艾叶止痛粥

【材料】艾叶、泽兰各10克，黄芪、当归各5克，大米100克

【调料】红糖适量

【做法】①将黄芪、当归、泽兰、艾叶均洗净后入锅煎15分钟，去渣取汁。②锅里放入洗净的大米和药汁，加水煮至熟烂。③最后加入适量红糖即可。

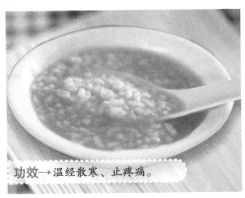

功效→温经散寒、止疼痛。

收涩类

凡以收敛固涩，用于治疗各种滑脱病症为主的药物皆称为收涩药。本类药物味多酸涩，性温或平，分别具有固表止汗、敛肺止咳、涩肠止泻、固精缩尿、收敛止血、收涩止带等作用，适用于久病体虚、正气不固、脏腑功能衰退所致的自汗、盗汗、久咳虚喘、久泻、久痢、遗精、遗尿、尿频、崩带不止等滑脱不禁病症。

五味子

别 名	五梅子、北五味子、玄及。
性味归经	性温，味酸、甘，归肺、心、肾经。
保健功效	收敛固涩、益气生津、补肾宁心。

适用病症： 主治肺虚喘嗽、慢性腹泻、痢疾、神经衰弱、失眠健忘、急慢性肝炎、视力减退等症。

特别提醒： 外有表邪，内有湿热及痧疹初发者慎服。

宜搭配的食物及功效

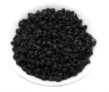

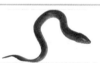 **五味子+鳝鱼**
补肾益气、益气活血

 五味子+蜂蜜
益阴生津、解毒清火

 五味子+羊腰
壮腰健肾、宁心安神

 五味子+猪肉
滋阴润燥、补中益气

五味子炖肉

【材料】 五味子50克，黄芩15克，猪瘦肉200克，白果30克

【调料】 盐适量

【做法】 ①猪瘦肉洗净，切片，备用。②五味子、白果、黄芩洗净，备用。③将五味子、白果、黄芩与瘦肉一起放入炖锅，炖至肉熟，加入盐调味即可。

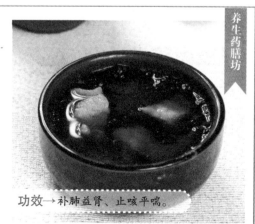

养生药膳坊

功效→补肺益肾、止咳平喘。

芡实

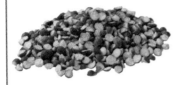

别　　名	鸡头米、鸡头。
性味归经	性平，味甘、涩，归脾、肾经。
保健功效	固肾涩精、补脾止泄、利水渗湿。

适用病症：主治梦遗滑精、遗尿尿频、脾虚久泻、白浊、带下、小便不禁、泄泻、痢疾、着痹等症。

特别提醒：凡疟痢疳痔、气郁痞胀、溺赤便秘、食不运化及新产后皆忌之。

宜搭配的食物及功效

♥ 芡实+山药
气血双补

♥ 芡实+猪肚
健脾胃、益心肾、补虚损

♥ 芡实+鸭肉
益脾养胃、健脾利水

♥ 芡实+甲鱼
健脾补肾、养阴生血

芡实莲子鸭汤

【材料】芡实50克，莲子30克，鸭肉500克

【调料】盐适量

【做法】①鸭肉洗净切块，用开水汆烫后，捞出备用；莲子、芡实洗净，放入布包。②将莲子、芡实、鸭肉和药包放入锅中，加水煮1小时后，加盐调味即成。

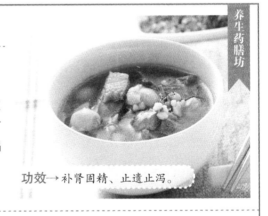

功效→补肾固精、止遗止泻。

甲鱼芡实汤

【材料】甲鱼300克，芡实10克，枸杞5克，红枣4颗

【调料】盐、姜片各适量

【做法】①将甲鱼洗净，斩块，汆水。②芡实、枸杞、红枣洗净备用。③净锅上火倒入水，调入盐、姜片，下入甲鱼、芡实、枸杞、红枣，煲至熟即可。

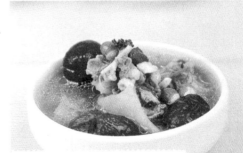

功效→补肾固精、滋阴补虚。

山茱萸

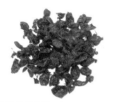

别　　名	蜀红枣、鸡足、山萸肉、实红枣儿、肉红枣。
性味归经	性微温，味酸、涩，归肝、肾经。
保健功效	补益肝肾、涩精固脱。

适用病症： 主治腰膝酸痛、眩晕、耳鸣、阳痿、遗精、小便频数、肝虚寒热、虚汗不止、心摇脉散等症。

特别提醒： 命门火炽，强阳不痿，素有湿热，小便淋涩者忌服。

宜搭配的食物及功效

◎ **山茱萸+山药**
收敛元气、振奋精神

◎ **山茱萸+莲子**
固肾补血、安胎

◎ **山茱萸+覆盆子**
补肾涩精、治遗尿

◎ **山茱萸+甲鱼**
滋补肝肾、滋阴凉血

山茱萸覆盆子奶酪

养生药膳坊

【材料】 山茱萸20克，覆盆子果酱30克，鲜奶350毫升，奶油150毫升

【调料】 冰糖15克

【做法】 ①山茱萸洗净煎汁。②鲜奶和奶油入锅，用小火加热至80℃，隔冰水冷却至快要凝结时，倒入模型入冰箱定型。③将药汁、果酱、冰糖煮匀，淋在奶酪上。

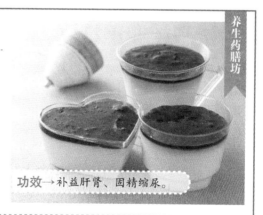

功效→补益肝肾、固精缩尿。

山茱萸丹皮炖甲鱼

【材料】 山茱萸50克，丹皮20克，甲鱼1只

【调料】 葱段、姜片、盐各适量

【做法】 ①甲鱼洗净；山茱萸、丹皮洗净加水煎汁。②将药汁连渣倒入炖甲鱼的砂锅内，放入葱段、姜片。③用小火炖熬1个小时左右，最后放入盐调味即可。

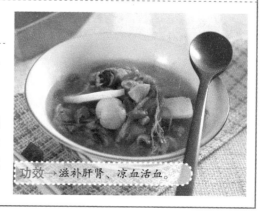

功效→滋补肝肾、凉血活血。

金樱子

别　　名	刺榆子、金罂子、山石榴、山鸡头子。
性味归经	性平，味酸涩，归肾、膀胱、大肠经。
保健功效	固精涩肠、缩尿止泻。

适用病症： 主治治滑精、遗尿、小便频数、脾虚泻痢、肺虚喘咳、自汗盗汗、崩漏带下等症。

特别提醒： 有实火、邪热者忌服。

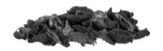

宜搭配的食物及功效

◈ 金樱子+猪尾	◈ 金樱子+糯米	◈ 金樱子+蜂蜜	◈ 金樱子+葛根
滋阴补肾、缩尿止遗	固精涩肠、涩肠止泻	补肾益精、抗菌消炎	固崩止带、止咳平喘、抗痉挛

金樱子杜仲煲猪尾

【材料】金樱子25克，杜仲30克，猪尾2条

【调料】盐适量

【做法】①将猪尾去毛洗净，切块；杜仲、金樱子洗净。②将猪尾、杜仲、金樱子放入砂锅内，加适量水煲1小时，加盐调味即成。

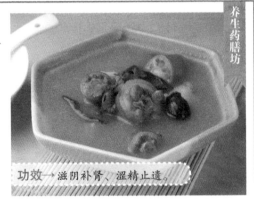

功效→滋阴补肾、涩精止遗。

养生药膳坊

金樱子糯米粥

【材料】糯米100克，金樱子30克

【调料】蜂蜜适量

【做法】①将金樱子剖开取仁，洗净；糯米洗净，入水浸泡1天后捞出备用。②将金樱子放入锅中，加水煮约20分钟，过滤去渣，再放入糯米用大火煮沸，改用小火煮成粥，加蜂蜜调味即成。

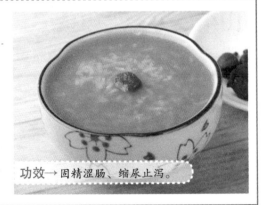

功效→固精涩肠、缩尿止泻。

解表类

　　凡以发散表邪、解除表证为主要作用的药物，称解表药，又谓发表药。解表药多属辛散之品，皆具有发汗解表的功效，主要治疗外感表证。如怕冷、发热、头痛、身痛、鼻塞、无汗、脉浮等症状。

防风

别　　名	百枝、铜芸、百种、回草。
性味归经	性温，味甘、辛，归肝、心、脾经。
保健功效	祛风解表、胜湿止痛。

适用病症： 主治外感风寒、头痛目眩、腹痛泄泻、颈项强急、骨节酸痛、破伤中风、风疹瘙痒等症。

特别提醒： 血虚痉急或头痛不因风邪者忌服。

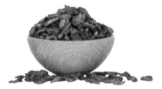

宜搭配的食物及功效

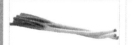

◈ 防风+葱白
解表散寒、温通宣窍

◈ 防风+大米
祛风解表、胜湿止痛

◈ 防风+青菜
祛风解表、散寒止痛

◈ 防风+瘦肉
疏风解表、益气养血

防风青菜粥

【材料】防风10克，大米100克，青菜20克

【调料】盐2克

【做法】①将大米泡发洗净；青菜洗净，切碎；防风洗净，用温水稍微泡至回软后，捞出沥干水分。②锅置火上，倒入清水，放入大米，以大火煮至米粒绽开。③加入防风同煮至浓稠状，再下入青菜稍煮5分钟，调入盐拌匀入味即可。

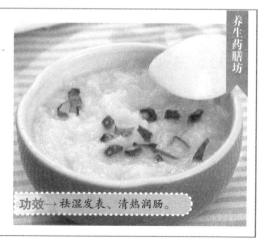

养生药膳坊

功效→祛湿发表、清热润肠。

白芷

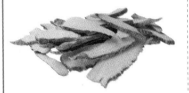

别　　名	香白芷、白茝、苻蓠、泽芬。
性味归经	性温，味辛，归肺、胃经。
保健功效	祛风燥湿、消肿止痛。

适用病症： 主治头痛、眉棱骨痛、齿痛、鼻渊、寒湿腹痛、肠风痔漏、赤白带下、皮肤瘙痒、疥癣等症。

特别提醒： 白芷性较燥烈，不宜多用、长用，特别是阴虚、血虚、气虚之人忌服。

宜搭配的食物及功效

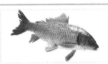

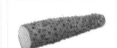

白芷+鲤鱼
散风除湿、通窍止痛

白芷+山药
健脾补肺、解表散风

白芷+猪骨
解表散风、固肾益精

白芷+鸡肉
祛风散寒、燥湿止带

川芎白芷炖鱼头

【材料】鲤鱼鱼头1个，川芎、白芷各10克

【调料】枸杞8克，油、盐各适量

【做法】①鱼头去鳞、去鳃后洗净剖开，下热油锅稍煎；川芎、白芷、枸杞洗净。②汤锅内加适量清水，放入川芎、白芷、枸杞、鱼头，用小火炖煮至汤汁呈乳白色，调入盐即可。

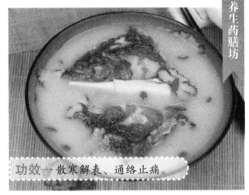

功效→散寒解表、通络止痛。

白芷当归鸡

【材料】土鸡半只，白芷、当归、茯苓各10克，红枣3个

【调料】盐适量

【做法】①将土鸡洗净切大块，氽水备用；药材洗净。②将鸡块与所有药材一起放入锅中，加水适量，大火煮开，转小火续炖2小时，最后加盐调味，即可。

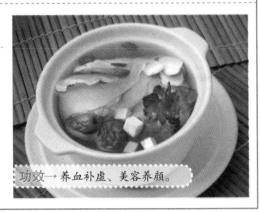

功效→养血补虚、美容养颜。

养生药膳坊

菊花

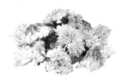

别　　名	寿客、金英、黄华、秋菊、陶菊。
性味归经	性微寒，味辛、甘、苦，归肺、肝经。
保健功效	平肝明目、散风清热、消咳止痛。

适用病症： 主治头痛眩晕、目赤肿痛、风热感冒、咳嗽、心胸烦热、疔疮、肿毒等病症。

特别提醒： 菊花性偏苦寒，平素怕冷、手脚发凉、脾胃虚弱、缺铁性贫血等人群不宜多喝。

宜搭配的食物及功效

☑ **菊花+燕麦**
清热解毒、补脾益气

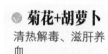

☑ **菊花+胡萝卜**
清热解毒、滋肝养血

☑ **菊花+苦瓜**
清热疏风、平肝明目

☑ **菊花+鸡肝**
疏肝清热、健脾宁心

苦瓜菊花猪瘦肉汤

【材料】猪瘦肉400克，苦瓜100克，菊花10克

【调料】盐适量

【做法】①猪瘦肉洗净切块，氽水备用；菊花洗净；苦瓜洗净切片。②将瘦肉、苦瓜、菊花放入炖锅中，加入清水炖2小时，加盐调味即成。

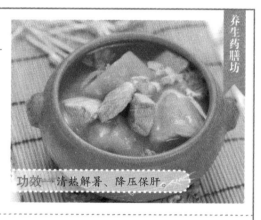

功效→清热解暑、降压保肝。

菊花鸡肝汤

【材料】鸡肝200克，菊花10克，银耳50克，枸杞15克

【调料】盐适量

【做法】①鸡肝洗净切块，过水备用；银耳泡发洗净；枸杞、菊花洗净。②将鸡肝、银耳、枸杞、菊花放入锅中，加入清水小火炖1小时，调入盐即可。

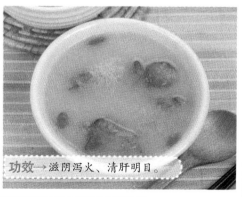

功效→滋阴泻火、清肝明目。

麻黄

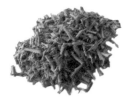

别名	色道麻、结力根。
性味归经	性温，味辛、微苦，归肺、膀胱经。
保健功效	发汗散寒、宣肺平喘、利水消肿。

适用病症： 风寒感冒，胸闷喘咳，风水浮肿，支气管哮喘。多用于表证已解，气喘咳嗽。

特别提醒： 麻黄能兴奋中枢，高血压和失眠的患者要慎用。

宜搭配的食物及功效

麻黄+牛肉
辛温解表、发汗散寒、补益气血

麻黄+雪梨
清热降火、润肺化痰

麻黄+羊肉
温阳散寒、补肾壮阳

麻黄+瘦肉
清热降火、润肺止咳

麻黄陈皮瘦肉汤

【材料】瘦猪肉200克，麻黄10克，陈皮3克

【调料】盐、葱段各适量

【做法】①陈皮洗净切片，猪肉洗净切片，麻黄洗净。②起油锅，放入猪肉，翻炒片刻，加入陈皮、麻黄，加适量清水煮熟，加盐调味，撒葱段即可。

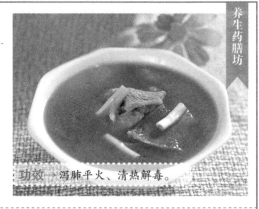

养生药膳坊

功效→泻肺平火、清热解毒。

麻黄附片羊肉汤

【材料】麻黄5克，附片10克，羊肉500克，白菜、辣椒各50克

【调料】盐、姜片、料酒各适量

【做法】①将羊肉洗净切片，白菜、辣椒洗净切条；药材洗净后放入布包。②将所有材料放入锅内，水开后调入盐、姜片和料酒，炖煮1小时后取出药包。

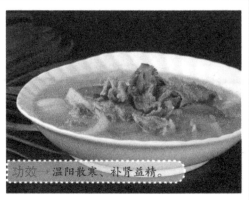

功效→温阳散寒、补肾益精。

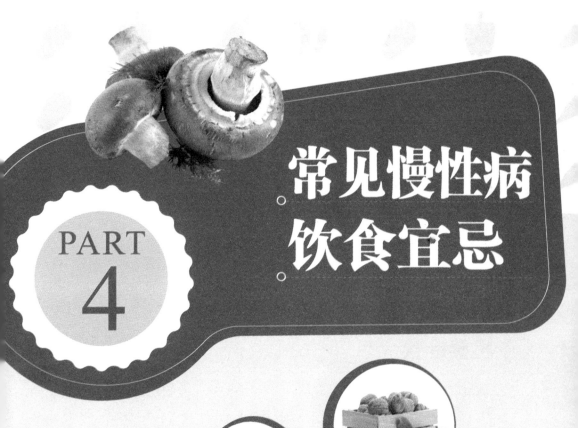

常见慢性病饮食宜忌

PART 4

俗话说："药补不如食补，药疗不如食疗"。食疗具有"有病治病，无病强身"的显著特点，对人体基本上无毒副作用。食物疗法寓治于食，不仅能达到保健强身、防治疾病的目的，而且还能给人感官上、精神上的享受，使人在享受美味食物的同时，不知不觉达到防治疾病的目的。本章针对人体易患的23种疾病，逐一讲述这些疾病的发病原因、主要症状、居家调理、饮食之宜、饮食之忌等，并对每种疾病的食疗方法给予科学的营养指导。

慢性胃炎

慢性胃炎是指不同病因引起的各种慢性胃黏膜炎性病变，是一种常见病，其发病率在各种胃病中居首位。慢性胃炎症状无特异性，体征很少，X线检查一般只有助于排除其他胃部疾病，故确诊要靠胃镜检查及胃黏膜活组织检查。

发病原因

①急性胃炎之后，胃黏膜病变经久不愈而发展为慢性浅表性胃炎。

②环境改变，气候变化，人若不能在短时间内适应，就会引起支配胃的神经功能紊乱，产生慢性胃炎。

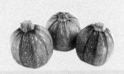

主要症状

①慢性胃炎缺乏特异性症状，症状的轻重与胃黏膜的病变程度并非一致。大多数病人常无症状或有程度不同的消化不良症状，如上腹隐痛、食欲减退、餐后饱胀、反酸等。

②慢性萎缩性胃炎患者有贫血、消瘦、舌炎、腹泻等症状，个别黏膜糜烂者上腹痛较明显，并有出血症，如呕血、黑便。这些症状常常反复发作，无规律性。而一些腹痛患者，经常出现于进食过程中或餐后，多数位于上腹部、脐周，部分患者部位不固定，轻者间歇性隐痛或钝痛，严重者为剧烈绞痛。

居家调理

①情绪与慢性胃炎关系密切，发怒、紧张，可导致胃部功能变化。保持精神愉快、避免过度紧张和疲劳，有助调理慢性胃炎。

②生活起居都要有规律，调节好情绪，不吸烟、喝酒。

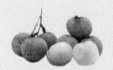

饮食之宜

😊 急性发作时宜用流质饮食，以细软、少渣、少油腻、易消化为佳

米汤
米汤养胃，且有助于消化

杏仁茶
杏仁有很好的滋润效果，可润肠通便

清汤
清汤多清淡易消化，可补气，健脾养胃

淡茶水
茶中一般含有茶多酚，可杀菌止痢

果汁
果汁富含水分和糖分，可滋养胃部

红枣汤
红枣性温，能补脾和胃，益气生津

😊 病情缓解后可逐步过渡到清淡易消化的半流食

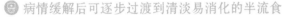

粥
粥能促进胃酸分泌，有助于食物消化

面条
面条是碱性，可中和胃酸，润养胃部

饮食之忌

😞 忌食过咸的食物，以免刺激胃酸的分泌

✕ 咸菜
咸菜咸味较重，对胃刺激大

✕ 咸蛋
咸蛋较咸且胆固醇含量高，不利消化

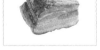
✕ 咸肉
咸肉盐多、脂肪多，不利消化

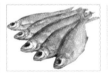
✕ 咸鱼
咸鱼有较强的咸味，对胃刺激大

😞 忌食易产气、肥腻、辛辣、刺激的食物

✕ 豆浆
大豆里有胀气因了，喝了容易引起胀气

✕ 肥肉
肥肉脂肪多，不好消化，易引起胃部不适

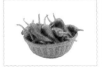
✕ 辣椒
辛辣的食物会降低肠胃动力

✕ 红薯
红薯在人体内非常容易产气

慢性支气管炎

慢性支气管炎是由于感染或非感染因素引起气管、支气管黏膜及其周围组织的慢性非特异性炎症。其病理特点是支气管腺体增生、黏液分泌增多。临床出现有连续两年以上，每次持续三个月以上的咳嗽、咳痰或气喘等症状。

发病原因

①化学气体如氯、氧化氮、二氧化硫等烟雾，对支气管黏膜有刺激和细胞毒性作用。

②吸烟为慢性支气管炎最主要的发病因素之一。

③呼吸道感染是慢性支气管炎发病和加剧的另一个重要因素。

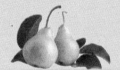

主要症状

①早期多无任何异常体征，起病缓慢，病程长，反复急性发作导致病情加重。

②急性发作期可在背部或肺底部听到干、湿啰音，咳嗽排痰后啰音可减少或消失。初咳嗽有力，晨起咳多，白天少，睡前常有阵咳，合并肺气肿，咳嗽多无力。

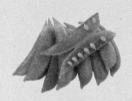

居家调理

①戒烟，避免有害气体和有害颗粒的吸入。

②加强锻炼，增强体质，提高免疫力和耐寒能力，以防感冒和呼吸道感染。

③控制职业性或环境污染，以避免粉尘、烟雾及有害气体吸入。

饮食之宜

宜食健脾养肺、补肾化痰的食物

花生
花生含有丰富的脂肪油，可润肺止咳

金橘
金橘药性甘温，能理气解郁，化痰

佛手柑
佛手柑有理气化痰、止呕消胀的作用

白果
白果能温肺益气，定喘咳

柚子
柚子有止咳平喘、清热化痰的作用

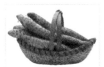
山药
山药可清热解毒，改善发热咳嗽

宜食蛋白质含量高的食物

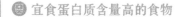

鸡蛋
鸡蛋营养丰富，有补虚、补血的作用

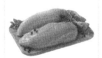
鸡肉
鸡肉富含优质蛋白质，可强壮身体

饮食之忌

忌食油腥黏糯、助湿生痰、性寒生冷之物

肥肉
肥肉脂肪含量高，助湿生痰，易致发病

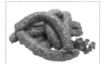
香肠
香肠含大量硝酸盐，会加重身体负担

糯米
糯米性黏滞，多食不利身体健康

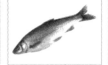
海鲜
海鲜会引发过敏反应，引起疾病的爆发

忌食辛辣刺激、过咸的食物

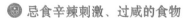

芥末
芥末辣味强烈，可诱发疾病

辣椒
辣椒刺激性强，易诱发疾病

生姜
生姜性热，有内热的支气管炎患者忌食

大蒜
大蒜性温，内火重者应慎食

高脂血症

高脂血症（HLP）是血脂异常的通称，如果符合以下一项或几项，可能患有高脂血症：总胆固醇、甘油三酯过高；低密度脂蛋白胆固醇过高；高密度脂蛋白胆固醇过低。

🩺 发病原因

①高脂血症和饮食习惯密切相关。因偏食、暴饮暴食、饮食不规律或嗜酒成癖，是引发高脂血症的重要因素。

②长期精神紧张，导致内分泌代谢紊乱，天长日久形成高脂血症。

③年迈体虚、长期服用某种药物也会导致高脂血症。

🩺 主要症状

高脂血症（HLP）是血脂异常的通称，如果符合以下一项或几项，就患有高脂血症：总胆固醇、甘油三酯过高；低密度脂蛋白胆固醇过高；高密度脂蛋白胆固醇过低。

🩺 居家调理

①控制体重。有资料显示，肥胖人群的平均血浆胆固醇和三酰甘油水平显著高于同龄的非肥胖者。肥胖者的体重减轻后，血脂紊乱亦可恢复正常。

②运动锻炼。体育运动不但可以增强心肺功能，改善胰岛素抵抗和葡萄糖耐量，而且还可减轻体重，降低血浆三酰甘油和胆固醇水平，升高高密度脂蛋白胆固醇水平。

③戒烟。吸烟可升高血浆胆固醇和三酰甘油水平，降低高密度脂蛋白胆固醇水平。停止吸烟1年，血浆高密度脂蛋白胆固醇可上升至不吸烟者的水平，冠心病的危险程度可降低50%，甚至接近于不吸烟者。

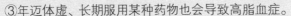

饮食之宜

😊 增加不饱和脂肪酸的摄入，降低血脂，保护心血管系统

小米
小米属粗粮的一种，可降低血脂

绿茶
绿茶中的儿茶素能降低血脂血糖

海鱼
海鱼是一种低脂肪高蛋白食品，可降血脂

山楂
山楂有消食化积的作用，可以降脂

😊 多食富含植物固醇的食物

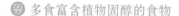

小麦
小麦富含膳食纤维，可降低血脂

玉米
玉米富含钙，有降血压、降血脂的功效

大豆
黄豆中的植物固醇有降低胆固醇的作用

葵花子
葵花籽富含不饱和脂肪酸，可以降脂

饮食之忌

😠 忌食高脂肪食物，以免导致血液凝固性升高

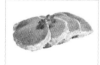
❌ 猪肉
猪肉本身油脂较高，可导致湿热痰滞于内

❌ 猪油
猪油富含脂肪，会导致血脂增高

❌ 奶油
奶油脂肪含量高，会使血液中胆固醇浓度增加

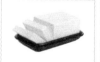
❌ 黄油
黄油为高脂肪食物，容易导致血脂升高

😠 胆固醇高的人应避免进食富含胆固醇的食物

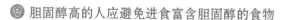

❌ 蛋黄
蛋黄里脂肪含量比较多，可使血脂升高

❌ 鱼子
鱼子属高胆固醇食物，可致血脂升高

❌ 螃蟹
螃蟹含高蛋白和胆固醇，可加重病情

❌ 动物内脏
动物内脏中富含胆固醇，会导致血脂增高

高血压

高血压是指在静息状态下动脉收缩压和（或）舒张压增高，常伴有心、脑、肾、视网膜等器官功能性或者器质性改变以及脂肪和糖代谢紊乱等现象。

🔲 发病原因

机体内长期反复的不良刺激致大脑皮质功能失调、内分泌失调、肾缺血、遗传、食盐过多、胰岛素抵抗的影响等，这是导致高血压的最大可能。

🔲 主要症状

①头晕，有些是一过性的，常在突然下蹲或起立时出现，有些是持续性的。
②头痛，多为持续性钝痛或搏动性胀痛，甚至有炸裂样剧痛。
③烦躁、心悸、失眠。
④注意力不集中，记忆力减退。
⑤肢体麻木，常见手指、足趾麻木或皮肤如蚁行感或项背肌肉紧张、酸痛。

🔲 居家调理

①控制体重。超重和肥胖是导致血压升高的重要原因之一，而以腹部脂肪堆积为典型特征的中心性肥胖还会进一步增加高血压等心血管与代谢性疾病的风险，适当降低升高的体重，减少体内脂肪含量，可显著降低血压。
②运动锻炼。定期的体育锻炼则可产生重要的治疗作用，可降低血压，改善糖代谢等。
③调整心理。长期、过量的心理反应，尤其是负性的心理反应会显著增加心血管风险。应采取各种措施，帮助患者预防和缓解精神压力以及纠正和治疗病态心理，必要时建议患者寻求专业心理辅导或治疗。

饮食之宜

🔷 宜选择膳食纤维含量高的食物，可以加速胆固醇的排出

糙米
糙米富含膳食纤维，可降低胆固醇

玉米
玉米富含钙，可起到降血压的功效

小米
小米富含膳食纤维，可促进身体排毒

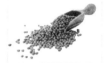
绿豆
绿豆富含膳食纤维和维生素，可清热解毒

🔷 增加维生素、矿物质含量高的食物，有降血压的功效

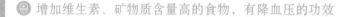

芦笋
芦笋中的硒，有降血压、防癌的作用

莴笋
莴笋含钾较高，有助促进排尿、降低血压

苹果
苹果维生素含量高，有降压降脂的作用

梨
梨性凉，能保护心脏、降血压

饮食之忌

🔷 忌食用容易产气及性热的食物，使血压升高

❌ 红薯
红薯易产生胀气，引起血压升高

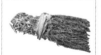
❌ 干豆
干豆性热，易引起血压升高

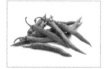
❌ 辣椒
辣椒性热，吃辣会刺激胃肠甚至能够诱发急性心梗

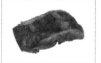
❌ 狗肉
狗肉助阳，能加重阳亢型高血压的病情。

🔷 忌过多动物蛋白的摄入，引起血压波动

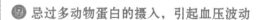

❌ 鹅蛋
鹅蛋蛋白质含量高，可引起血压波动

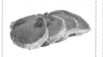
❌ 猪肉
猪肉的脂肪含量过高，应少用为宜

❌ 牛奶
高脂牛奶不宜保持血压的稳定

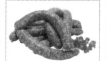
❌ 香肠
动物蛋白质代谢产生的有害物质会引起血压波动

糖尿病

糖尿病是由遗传因素、免疫功能紊乱等各种致病因子作用于机体，导致胰岛功能减退、胰岛素抵抗等而引发的系列代谢紊乱综合征。

发病原因

导致糖尿病的原因有很多种，除了遗传因素以外，大多数都是由不良的饮食和生活习惯造成的，如饮食习惯的变化、体力活动过少和紧张焦虑都是糖尿病的致病原因。

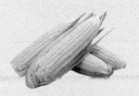

主要症状

①一是血糖、尿糖多造成的三多一少，吃得多、喝得多、排尿多、体重下降。

②另一个是并发症造成的症状，如视网膜病变等引起的。

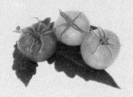

居家调理

①控制体重。有研究显示，超重者若能减掉体重的5%，其发生糖尿病的风险能降低70%。

②坚持运动。运动能激发胰岛细胞的活性。每周运动4小时，或每天运动35分钟的人，即使体重没有变化，其患糖尿病的风险也会下降80%。

③每天一杯茶。茶、咖啡等饮品含咖啡因，它能提高新陈代谢，还有助于提高机体抗氧化能力，帮助细胞吸收糖分。

饮食之宜

🍽 宜食用促进胰岛素分泌、调节糖代谢的食物

芝麻
芝麻富含脂肪酸，有助调节内分泌

西葫芦
西葫芦所含的葫芦巴碱能促进胰岛素分泌

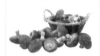
香菇
香菇富含氨基酸，对糖尿病有治疗作用

魔芋
魔芋中所含的葡萄甘露聚糖能降低血糖

鳝鱼
鳝鱼富含微量元素，能预防心脑血管疾病

白菜
白菜富含各种维生素和矿物质，可解渴利尿

🍽 宜食用可降低血糖的食物

苦瓜
苦瓜清热益气，有降血糖、降血脂的作用

黑木耳
木耳中的木耳多糖有降糖效果

饮食之忌

🍽 忌食用容易使血糖升高的糖类

蜂蜜
蜂蜜含糖量高，糖尿病人不宜多食

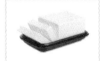
果酱
果酱含糖量高，可引起血糖升高

果脯
果脯含有大量糖分，糖尿病人应禁止食用

土豆
土豆淀粉含量多，多吃会导致热量增高

🍽 忌食用辛辣、刺激、肥腻的食物

牛油
牛油热量太大，不适宜糖尿病人食用

白酒
酒精影响糖代谢，糖尿病人不宜饮用

肥肉
肥肉含脂肪多，易导致肥胖，引发疾病

油炸食品
油炸食品油脂含量高，对身体健康不利

冠心病

　　冠状动脉粥样硬化性心脏病，简称冠心病，是由于冠状动脉粥样硬化病变致使心肌缺血、缺氧的心脏病。

🛡 发病原因

　　冠心病是多种致病因素长期综合作用的结果，不良的生活方式在其中起了非常大的作用。当人精神紧张或激动发怒时，容易导致冠心病；肥胖者容易患冠心病；吸烟是引发冠心病的重要因素。

🛡 主要症状

　　①心绞痛患者未发作时无特殊。患者可出现心音减弱，心包摩擦音。并发室间隔穿孔、乳头肌功能不全者，可于相应部位听到杂音。心律失常时听诊心律不规则。

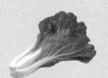

　　②用力、情绪激动、受寒、饱餐等增加心肌耗氧情况下发作的称为劳力性心绞痛，休息或口含硝酸甘油可缓解。

🛡 居家调理

　　①保持规律生活。患者应注意生活要有规律，避免精神高度紧张或过度兴奋，引发冠心病。

　　②不能参加重体力劳动，不能从事精神紧张的工作。工作中应注意休息，工作中如出现心慌、气短、胸痛应立即停止工作。

　　③戒烟戒酒。烟、酒有损健康，可导致心脏病和高脂血症。所以，冠心病患者应戒烟戒酒，或以少量红葡萄酒或黑啤酒代替烈性酒。

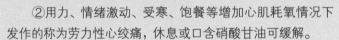

饮食之宜

🟢 宜食用含镁、锌、钙、硒较多的食物

🟢 **玉米**
玉米富含亚油酸，可预防心脑血管病

🟢 **枸杞**
枸杞可调节血糖，防治高血压、心脏病

🟢 **桂圆**
桂圆有补益作用，有助补益心脏供血

🟢 **海带**
海带富含优质蛋白质，可防治心脏病。

🟢 **紫菜**
紫菜营养丰富，有补肾养心的功效

🟢 **黑木耳**
黑木耳含铁丰富，可预防血栓和冠心病。

🟢 宜食用含有抗氧化物质的食物

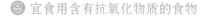

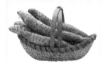
🟢 **山药**
山药可有效阻止血脂在血管壁的沉淀

🟢 **芝麻**
芝麻可去除附在血管壁上的胆固醇

饮食之忌

🟥 忌食高胆固醇、高脂肪的食物，会诱发心绞痛、心肌梗死

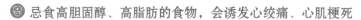

❌ **螃蟹**
螃蟹含有超高量的胆固醇，易诱发疾病

❌ **动物内脏**
冠心病人不宜吃胆固醇含量高的动物内脏

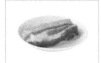
❌ **肥肉**
肥肉脂肪高，易导致动脉粥样硬化

❌ **蛋黄**
蛋黄会使动脉管壁增厚、变硬，失去弹性

🟥 忌食高糖食物，会加重肥胖，诱发冠心病

❌ **糖果**
糖在体内会转变成脂肪，诱发疾病

❌ **甜点**
长期摄入糖量过多可促进冠心病的发病

❌ **奶油**
奶油可导致糖尿病、冠心病等疾病高发

动脉硬化

动脉硬化是动脉的一种非炎症性病变，可使动脉管壁增厚、变硬，失去弹性、管腔狭小。动脉硬化是随着人年龄增长而出现的血管疾病。

发病原因

多因饮食不节，损伤脾胃，劳倦过度，损伤心脾，年老体虚，肾虚，肾元不足等所致。

主要症状

①早期的动脉硬化病患者，几乎没有任何临床症状，都处在隐匿状态下潜伏发展。

②中期的动脉硬化病患者，大多数都或多或少有心悸、心慌、胸痛、胸闷、头痛、头晕、四肢凉麻、四肢酸懒、跛行、视力降低、记忆力下降、失眠、多梦等临床症状，不同的患者会有不同的症状。

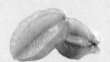

居家调理

①戒烟。研究显示，吸烟对动脉硬化的形成影响最大，戒烟是预防动脉硬化的第一道措施。

②控制体重。肥胖或体重过重的人，心脏负荷加重，血脂不正常的机率也较高，因而会增加粥状动脉硬化风险。

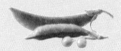

饮食之宜

◆ 宜食用具有益气和血、化浊通络作用的食物

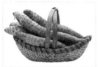
♥ **山药**
山药有效阻止血脂在血管壁的沉淀

♥ **红薯**
吃红薯能有效地阻止糖类变为脂肪

♥ **南瓜**
南瓜所含的果胶，能消除有毒物质

♥ **山楂**
山楂可活血化瘀，解除体内局部瘀血状态

♥ **草莓**
草莓含有丰富的维生素，可防治动脉硬化

♥ **柑橘**
柑橘中的橘皮苷可以加强毛细血管的韧性

◆ 宜食可降低血脂和胆固醇的食物

♥ **茄子**
茄子纤维具有降低胆固醇的功效

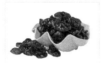
♥ **黑木耳**
黑木耳含有维生素K，能减少血液凝块

饮食之忌

◆ 忌食高脂肪、高胆固醇食物

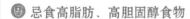

✖ **狗肉**
狗肉热性大，食后会促使血压升高

✖ **猪肝**
猪肝中含有大量的胆固醇，对身体不利

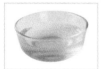
✖ **鸡油**
鸡油脂肪含量高，易导致动脉硬化

✖ **鸭蛋**
鸭蛋含有大量的胆固醇，会加重病情

◆ 忌食辛辣、刺激性强的食物

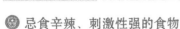

✖ **辣椒**
多吃辣椒刺激大，易诱发动脉硬化

✖ **胡椒**
胡椒刺激性大，心脑血管病人不宜多吃

✖ **芥末**
芥末刺激性强，可诱发动脉硬化病变

✖ **白酒**
白酒可使心率增快，诱发疾病

缺铁性贫血

在一定容积的循环血液内红细胞计数、血红蛋白量以及红细胞压积均低于正常标准称为贫血。贫血可能是一种复杂疾病的临床表现。

🔲 发病原因

①营养不足。当生理铁需要量增加时，如婴幼儿、青少年、妇女生育期，单纯从食物中很难获得所需的铁，因而发生缺铁性贫血。

②慢性失血。消化道出血、女性月经量过多、慢性肾功能不全接受血透等是缺铁性贫血常见的重要原因之一。

③吸收障碍。多见于胃全切或次全切后，直接影响铁的吸收。

🔲 主要症状

头晕、眼花、耳鸣、面部及耳轮色泽苍白、心慌、心速过快、夜寐不安、疲乏无力、指甲变平凸而脆裂、注意力不集中、食欲不佳、月经不调。尤以妇女发病较多。此外，海拔高的地区发病率要高些。

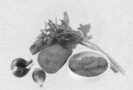

🔲 居家调理

①做好喂养指导。铁元素缺乏是世界范围内最常见的营养缺乏病之一，主要影响儿童和育龄期妇女。因此提倡母乳喂养，及时添加含铁丰富且铁吸收率高的辅食品，如肝、瘦肉、鱼等，并注意膳食的合理搭配。妊娠及哺乳期妇女适当补充铁剂。

②及时根治各种慢性消化道出血的疾病等。

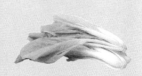

😊 宜食富含维生素C的绿色蔬菜和瓜果

茄子
茄子里面含有大量的铁，有助补血

西红柿
西红柿富含维生素C，能促进对铁的吸收

土豆
土豆富含维生素C和铁等，可补血养颜

红薯
红薯营养均衡，可有效治疗贫血

草莓
草莓富含维生素C，可以预防坏血病

苹果
苹果富含多种维生素，可补益气血

柑橘
柑橘富含维生素C，能提高身体免疫力

葡萄
葡萄中维生素含量高，有补益作用

梨
梨中含有丰富的维生素，能保护心脏

桃子
桃子中铁的含量较高，有助补血

😊 宜食具有补血作用的高铁、高蛋白质、高维生素的食物

黑豆
黑豆是高蛋白、低脂肪食物，补益效果佳

蛋黄
蛋黄含铁高，适宜贫血者食用

黄豆
黄豆蛋白质含量高，可以提高人体免疫力

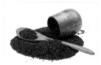
黑芝麻
芝麻含大量脂肪油，具有补血养颜的功效

黑木耳
木耳是各种荤素食品中含铁量最多的食物

胡萝卜
胡萝卜中的胡萝卜素，具有造血功能

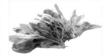
菠菜
菠菜中富含β胡萝卜素和铁，补血作用强

桂圆
桂圆营养丰富，能健脾益气、养血安神

⊜ 忌食生冷性凉的食物

⊗ 马蹄
马蹄性寒凉，不易消化，贫血者不能多吃

⊗ 海藻
海藻寒凉，贫血者食用后可加重病症

⊗ 荷叶
荷叶有利尿作用，不利营养吸收

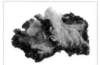

⊗ 海蜇
海蜇性寒凉，不易消化，不利疾病恢复

⊗ 薄荷
薄荷及薄荷食品都偏寒，宜少吃

⊗ 菊花
菊花等寒凉食物，易阻止人体对铁的吸收

⊗ 槟榔
槟榔妨碍消化机能，不利营养吸收

⊗ 冷饮
过食冷饮影响消化功能，易诱发疾病

⊜ 忌食辛辣、刺激性强的食物

⊗ 辣椒
辣椒具有较强的刺激性，不宜多吃

⊗ 大蒜
大蒜性温，过食会伤脾胃，影响吸收

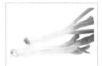

⊗ 大葱
大葱属于辛辣食物，多食有碍营养吸收

⊗ 白酒
酒精吸收会消耗大量氧气，有害身体健康

⊗ 胡椒
胡椒有很强的刺激作用，过食影响吸收

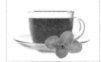

⊗ 浓茶
浓茶刺激性强，且茶中的鞣酸会阻止铁的吸收

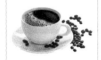

⊗ 咖啡
咖啡中的石碳酸，会妨碍人体对铁的吸收

⊗ 芥末
芥末含铁多，但过食会影响营养吸收

⊗ 洋葱
洋葱刺激性强，会影响肠胃，妨碍吸收

⊗ 煎炸食品
煎炸的食品营养成分被破坏，会影响疾病恢复

胆结石

胆结石病是胆道系统的常见病，是胆囊结石、胆管结石的总称。胆结石应以预防为主，发病后应即时治疗，一般有非手术及手术治疗两类治疗手段。

发病原因

①发病年龄。胆囊结石的发病率是随着年龄的增长而增加的。
②妊娠、肥胖、不良的饮食习惯、某些药物如头孢曲松、口服避孕药等因素。

主要症状

①发热与寒战，发热与胆囊炎症程度有关。
②胃肠道症状，胆囊结石急性发作时，继腹痛后常有恶心、呕吐等胃肠道反应。
③黄疸，部分胆囊结石患者可以出现一过性黄疸，多在剧烈腹痛之后，且黄疸较轻。
④腹痛，胆囊结石发作时多有典型的胆绞痛。其特点为上腹或右上腹阵发痉挛性疼痛，伴有渐进性加重，常向右肩背放射。

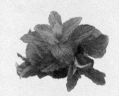

居家调理

①多喝水，不憋尿。不要憋尿，多喝多尿有助于细菌、致癌物质和易结石物质快速排出体外，减轻胆囊、肾脏和膀胱受害的机会。
②服糖后尿中的钙离子浓度、草酸及尿的酸度均会增加，尿酸度增加，可使尿酸钙、草酸钙易于沉淀，促使结石形成。

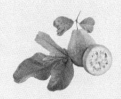

饮食之宜

◉ 宜食富含蛋白质和糖类及微量元素的食物

豆类
豆类有降低血液胆固醇的作用

瘦肉
瘦肉可为人体提供优质蛋白质和脂肪酸

面条
面条所含的蛋白质很多，能补充充分营养

鱼肉
鱼肉嫩而不腻，可以开胃、滋补

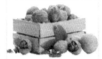
核桃
核桃仁中所含的丙酮酸能阻止胆石的形成

黑木耳
木耳纤维素含量高，有助化解结石

植物油
植物油有一定的利胆作用

海带
海带有利尿消肿的作用，可防治胆石症

紫菜
紫菜富含食物纤维，可促进机体排毒

椰汁
椰汁含大量蛋白质，有利尿消肿之效

◉ 宜食富含食物纤维素的清淡蔬菜和瓜果

胡萝卜
胡萝卜中的植物纤维可促进代谢

西红柿
西红柿富含膳食纤维，有利尿消肿作用

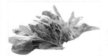
菠菜
菠菜含有大量的植物粗纤维，可帮助消化

白菜
白菜含有丰富的粗纤维，可促进排毒

◉ 宜食能促进胆汁分泌和松弛胆道括约肌、有利胆作用的食物

山楂
山楂所含的黄酮类，可减少自由基的生成

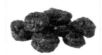
乌梅
乌梅可刺激消化腺的分泌，解毒清血

饮食之忌

忌食高脂肪和高胆固醇的食物

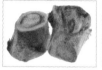
⊗ 牛髓
牛髓是一种高脂肪、高胆固醇食品

⊗ 狗肉
狗肉的胆固醇含量高，宜少吃

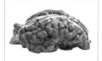
⊗ 羊脑
羊脑中的胆固醇含量颇高，多食有害身体

⊗ 肥猪肉
肥肉富含胆固醇，胆石症者不宜多食

⊗ 猪肝
猪肝中胆固醇含量高，不宜多食

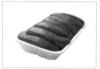
⊗ 猪肾
猪肾中胆固醇含量较高，不利身体

⊗ 鸭蛋
胆固醇主要在鸭蛋黄，不宜多吃

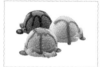
⊗ 冰淇淋
冰淇淋含有较多胆固醇和饱和脂肪

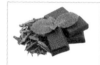
⊗ 巧克力
巧克力脂肪含量高，多吃也可增加患病率

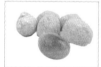
⊗ 皮蛋
皮蛋中胆固醇较多，胆石症患者不宜多食

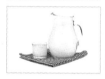
⊗ 牛奶
牛奶的脂肪球大，不易被消化

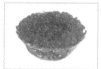
⊗ 鱼子
鱼子含胆固醇较高，胆石症患者应忌吃

忌食辛辣、刺激性强的食物

⊗ 辣椒
少吃辣椒可预防胆结石，但多吃会发病

⊗ 芥末
芥末会刺激胃肠道，诱发或加重病情

⊗ 胡椒
有炎症时不能食用胡椒，以免加重病情

⊗ 白酒
白酒会刺激胆囊收缩，诱发疾病

⊗ 生姜
少吃生姜可促进代谢，但多吃会发病

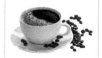
⊗ 咖啡
少喝咖啡可预防胆结石，但多喝不利健康

甲状腺功能亢进

甲状腺功能亢进症简称"甲亢"，是由于甲状腺分泌过多的甲状腺激素，引起人体代谢率增高的一种疾病。

发病原因

甲状腺分泌过多的病理生理作用是多方面的，但其作用原理尚未明确。据目前所知，甲亢病的诱发与自身免疫、遗传和环境等因素有密切关系，其中以自身免疫因素最为重要。

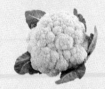

主要症状

①甲状腺功能亢进症患者早期常有头昏、头痛、烦心、心悸、胸闷及睡眠障碍等类似神经衰弱的症状，加之早期体检不易发现眼球突出和甲状腺肿大等阳性体征。

②甲状腺功能亢进症患者还可有怕热、出汗、食欲亢进、心率快及消瘦等代谢旺盛的临床表现。

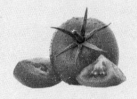

居家调理

①劳逸结合，发病期间应适当卧床休息。

②保持情绪稳定，积极乐观，静心休养。

③少食多餐，补充充足的水分，每天饮水2500毫升左右。

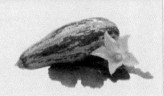

④注意营养成分合理搭配，病情减轻后适当控制饮食。

⑤适当参加体育锻炼。

饮食之宜

宜食解毒、补肝肾、清火的食物

西瓜
西瓜性凉，有清热解暑、泻火除烦的作用

桑葚
桑葚性寒，可除内热、养阴血

枸杞
枸杞有补气强精、滋补肝肾的作用

芹菜
多食芹菜有利于清热解毒、消除烦躁

黄花菜
黄花菜性平，有清利湿热的作用

丝瓜
丝瓜性凉，有止咳化痰、凉血解毒的作用

冬瓜
冬瓜有清热化痰、消肿利湿的作用

莲藕
莲藕有清热生津、凉血散瘀的作用

黄瓜
黄瓜具有清热利水、解毒消肿的作用

西葫芦
西葫芦具有清热利尿、除烦止渴的作用

白菜
白菜有解渴利尿、通利肠胃的作用

黑鱼
黑鱼有补脾利水、去瘀生新的作用

薏米
薏米有健脾、利水、消肿的作用

牡蛎
牡蛎有强肝解毒、净化瘀血的作用

宜食高能量、高蛋白、高碳水化合物及高维生素饮食

牛奶
牛奶富含蛋白质，可补充营养，满足机体的代谢

鲫鱼
鲫鱼营养丰富，可增强抗病能力

甲鱼
甲鱼可促进新陈代谢，增强抗病能力

豆腐
豆腐富含植物蛋白和钙质，有助补充营养

☺ 忌食辛辣、刺激性强的食物

⊗ 花椒
花椒刺激性大，多食会加重病情。

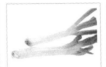
⊗ 大葱
大葱刺激性大，多食会加重病情。

⊗ 大蒜
大蒜有一定的刺激性，甲亢者不宜多食

⊗ 洋葱
洋葱辛辣刺激，对甲亢有一定的影响

⊗ 生姜
生姜刺激性大，多食会加重病情

⊗ 白酒
饮酒会使甲状腺激素分泌增加，诱发疾病

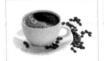
⊗ 咖啡
咖啡因对睡眠和精神均有不良反应

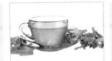
⊗ 茶
多数茶能加快心率，甲亢病人不宜多饮

☺ 忌食碘元素含量高的食物

⊗ 海带
海带含碘较多，于甲亢不利

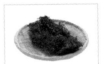
⊗ 紫菜
紫菜含碘高，会加重病情

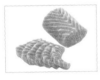
⊗ 海鱼
海鱼含碘量高，会刺激甲状腺，加重病情

⊗ 海虾
海虾含有丰富的碘，会加重病情

☺ 忌食肥腻、高胆固醇、难以消化的食物

⊗ 肥肉
肥肉肥腻，会使炎症反应增强

⊗ 猪油
猪油肥腻，会导致生痰动火，诱发疾病

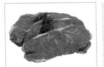
⊗ 牛肉
牛肉可使炎症反应增强，不宜多食

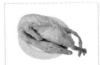
⊗ 鹅肉
鹅肉肥腻，会使炎症反应增强

肝硬化

肝硬化是指由于多种有害因素长期反复作用于肝脏，导致肝组织弥漫性纤维化，以假小叶生成和再生结节为特征的慢性肝病。

🛡 发病原因

①引起肝硬化的病因很多，不同地区的主要病因也不相同。我国以肝炎病毒性肝硬化为多见，其次为血吸虫病肝纤维化，酒精性肝硬化亦逐年增加。

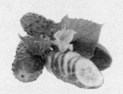

②长期嗜酒、饮食不节、病毒性肝炎、营养不良、大量用药等也是常见的病因。

🛡 主要症状

①起病隐匿，伴有乏力、食欲减退、腹胀、腹泻、消瘦等。

②肝肿大，边缘硬，常为结节状，伴有蜘蛛痣、肝掌、脾肿大、腹壁静脉曲张、腹水等。

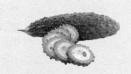

③常有轻度贫血，血小板及白细胞数减少。

④B超可提示诊断。食道钡餐透视若见静脉曲张的X线阳性征也有决定性诊断意义。

🛡 居家调理

①积极预防病毒性肝炎，合理营养，调整影响肝脏功能的药物，少饮酒等。

②肝脏与精神情志的关系非常密切。情绪不佳，精神抑郁，暴怒激动均可影响肝的机能，加速病变的发展。保持心情开朗，消除思想负担，有益于病情改善。

宜食含锌、镁丰富的食物，有助于增强肝脏功能和抵抗力，增加凝血功能

瘦肉
瘦肉富含蛋白质，利于肝细胞修复

谷类
谷类富含淀粉类，可增进肝脏的解毒功能

乳制品
乳制品富含蛋白质，可补充蛋白

鸡蛋
鸡蛋中的蛋白质有修复肝组织的作用

蹄筋
蹄筋富含蛋白质和骨胶原，可补血养肝

皮冻
皮冻富含蛋白质和骨胶原，可补血养肝

宜食含粗纤维少，清热解毒、保护肝脏的食物

莲藕
藕有滋肾养肝、补髓益血的作用

冬瓜
冬瓜有清热化痰、消肿利湿的作用

南瓜
南瓜有补中益气、消炎止痛的作用

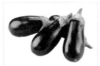
茄子
茄子有清热解暑、防癌抗癌的作用

蘑菇
蘑菇有通便排毒、增强免疫力的作用

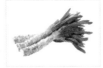
莴笋
莴笋有开通疏利、消积下气的作用

要合理摄入蛋白质，有利于肝细胞的修复

奶酪
奶酪中的酪蛋白，消化率高，有益肝脏

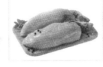
鸡肉
鸡肉蛋白质含量较高，可营养肝脏

鱼肉
鱼肉蛋白质含量很丰富，可补益肝脾

黄豆
黄豆富含植物蛋白，有助修复肝细胞

饮食之宜

☺ 忌食富含粗纤维，容易引起消化道出血的食物

⊗ 芹菜
芹菜纤维素含量多，多食易伤害消化器官

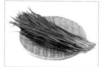

⊗ 韭菜
韭菜属粗纤维食物，易引起上消化道出血

⊗ 大蒜苗
大蒜苗辛辣刺激，且含纤维多，不宜多食

⊗ 竹笋
竹笋中含有难溶性草酸钙，多食不益

⊗ 豆芽
豆芽中的纤维素多，易伤害到消化道

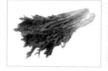

⊗ 雪里蕻
雪里蕻含纤维素多，会影响消化，加重病情

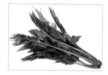

⊗ 香椿
香椿含粗纤维，肝硬化患者不宜多食

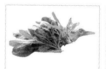

⊗ 菠菜
菠菜中含有难溶性草酸钙，多食不益

☺ 忌食易发生氨中毒和肝昏迷的食物

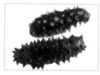

⊗ 海参
过食海参会增加肝脏的负担，加重病情

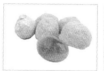

⊗ 松花蛋
松花蛋中含有铅，多食对人体健康

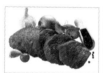

⊗ 牛肉
多食牛肉会使血氨过高，诱发肝昏迷

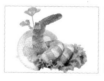

⊗ 虾
晚期肝硬化患者不宜多吃虾等高蛋白食物

☺ 忌食含钠食物及可能加重肝负担的食物

⊗ 咸菜
咸菜中毒素多，会加重肝脏解毒负担

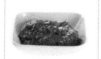

⊗ 酱菜
过多的酱菜，会直接增加肝脏负荷

⊗ 挂面
挂面中含钠较多，会加重肝脏负担

⊗ 腊肉
腊肉中含盐多，会加重肝脏负担，诱发疾病

脂肪肝

脂肪肝是指由各种原因引起的肝细胞内脂肪堆积过多的病变。一般而言，脂肪肝属可逆性疾病，早期诊断并及时治疗常可恢复正常。

🛡 发病原因

①长期饮酒，致使肝内脂肪氧化减少。

②长期摄入高脂饮食或长期大量吃糖、淀粉等碳水化合物，使肝脏脂肪合成过多。

③肥胖，缺乏运动，使肝内脂肪输入过多。

④糖尿病、肝炎等疾病的影响。

⑤某些药物引起的急性或慢性肝损害。

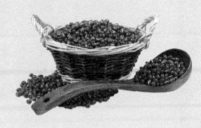

🛡 主要症状

①脂肪肝的临床表现多样，轻度脂肪肝患者通常仅有疲乏感，而多数脂肪肝患者较胖，故更难发现轻微的自觉症状。

②中重度脂肪肝有类似慢性肝炎的表现，可有食欲不振、疲倦乏力、恶心、呕吐、体重减轻、肝区或右上腹隐痛等。

🛡 居家调理

①绝对不能再喝酒，酒精是损害肝脏的第一杀手。

②减肥。由于长期摄入过多的动物性脂肪、植物油、蛋白质和碳水化合物导致营养过剩。因此，减少体内的脂肪也是很重要的。

③尽量避免各种药物。有数十种药物与脂肪肝有关，如四环素、乙酰水杨素、糖皮质类固醇、合成雌激素、胺碘酮、硝苯地平、某些抗肿瘤药物及降脂药等，都可以导致脂肪在肝内积聚。

饮食之宜

宜食具有降低血清胆固醇作用的食品

玉米
玉米可促进细胞分裂，降低胆固醇

燕麦
燕麦可以改善血液循环，预防脂肪肝

海带
海带中的优质蛋白质对脂肪肝有防治作用

苹果
苹果能降低胆固醇，减少体内的有毒物质

脱脂牛奶
牛奶含有丰富的蛋白质，可补益身体

红薯
红薯可利尿降脂，防治脂肪肝

宜食对肝脏没有毒性的药食兼用食品

山楂
山楂可降低血压和胆固醇，防治疾病

无花果
无花果有降血脂的作用，可减轻病症

饮食之忌

忌食辛辣、刺激性强的食物

大葱
葱味道鲜香，可激发食欲，加重病情

生姜
生姜辛辣，多食会刺激消化道，诱发疾病

大蒜
大蒜中的挥发油可使血液中的红细胞减少

辣椒
吃辣可增加食欲，使身体摄入过多的热量

忌食肥腻、胆固醇含量高的食物

肥肉
肥肉脂肪多，可加重病变

动物内脏
动物内脏属高胆固醇食物，会加剧病情

巧克力
巧克力的热量高，可导致脂肪堆积

鹅蛋
鹅蛋中的胆固醇较高，不利疾病恢复

慢性肾功能衰竭

慢性肾功能衰竭俗称尿毒症，是指肾脏因各种急性或慢性伤害造成功能的丧失，导致体内代谢废物堆积，而干扰了器官组织的正常运转与功能发挥。

🛡 发病原因

①肾小球肾炎，患者会有蛋白尿及血尿。

②糖尿病。大概有20%～25%病人是因糖尿病而引起肾功能衰竭，良好的血糖控制可以减缓肾功能恶化之速度。

③高血压。长期及严重的高血压会导致慢性肾功能衰竭。

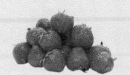

④多囊肾。大部分的病人要到40～50岁才会引起肾脏衰竭。

⑤其他系统性疾病，红斑性狼疮、阻塞性肾病变等皆可引起肾功能衰竭。

🛡 主要症状

呕吐、食欲不振、体重减轻、全身倦怠、皮肤瘙痒、抽搐、脸色苍白、心律不齐、口腔有尿味、呼吸不顺畅、意识改变。

🛡 居家调理

①适度锻炼，每日坚持散步。但要避免剧烈活动和过度疲劳。

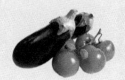

②为了早期发现肾衰，当出现不明原因的食欲不振、恶心呕吐、头痛、失眠、抽搐、浮肿、高血压、贫血、出血时，应到医院诊查。

饮食之宜

😊 宜食热能高而蛋白质相对低的食物

四季豆
四季豆富含蛋白质，可健脾益肾

红薯
红薯营养均衡，可滋养五脏

莲藕
莲藕富含蛋白质和维生素C，可强健肾脏

马蹄
马蹄富含蛋白质和粗纤维，可消食、解热

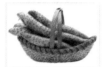
山药
山药蛋白质高，热量低，可滋肾益精

芋头
芋头富含多种微量元素，可补中益气

南瓜
南瓜内含有维生素和果胶，有解毒作用

粉条
粉条营养丰富，和红薯一样，是抗癌食品

😊 应适量食用富含优质蛋白的食物，补充身体所需的营养

牛奶
牛奶中的蛋白质品质很好，有益健康

鸡蛋
鸡蛋含蛋白质，是扶助正气的常用食品

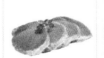
瘦肉
瘦肉营养丰富，且较肥肉易于消化

豆类
豆类中蛋白质含量高、质量好，有益健康

饮食之忌

😞 忌食钾元素含量高的食物

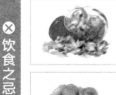
百合
百合含钾高，会加重肾脏负担

玉米
玉米含钾高，肾脏处理不了，可诱发病情

榨菜
榨菜盐分多，肾功能不全者过食咸易复发

香蕉
香蕉含钾也很丰富，会引起心动过缓

心悸

心悸指患者自觉心中悸动，甚至不能自主的一类症状。发生时，患者自觉心跳快而强，并伴有心前区不适感。该病虽没有生命之虞，但病情时好时坏，迁延不愈，严重者甚至不能正常生活和工作，使患者饱受痛苦。

◉ 发病原因

①心血管疾病常见于各种类型的心脏病，如心肌炎、心肌病、心包炎、心律失常及高血压等。

②非心血管疾病常见于贫血、低血糖、大量失血、高热、甲状腺功能亢进症等疾病出现的心悸。

③神经因素方面，植物神经功能紊乱最为常见，神经衰弱、更年期综合征、惊恐、剧烈运动后均可出现心悸。

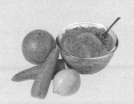

◉ 主要症状

①心悸是一种自觉心脏跳动的不适感或心慌感。当心率加快时感到心脏跳动不适，心率缓慢时感到搏动有力。

②心悸时，心率可快可慢，也可有心率失常，心率和心律正常者也可以有心悸。

◉ 居家调理

①心悸患者应保持精神乐观，情绪稳定，坚持治疗，坚定信心。应避免惊恐、刺激及忧思、恼怒等不良情绪。

②生活作息要有规律。早睡早起，饮食有节。

③轻者可从事适当体力活动，以不觉劳累、不加重症状为度，避免剧烈活动。

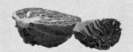

④重者心悸应卧床休息，还应及早发现变证、坏病先兆症状，做好急救准备。

饮食之宜

🍴 宜食具有补血安神、益心脾作用的食物

桂圆
桂圆有养血养心之功，对心悸者适用

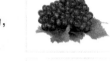
葡萄
葡萄可补充气血，舒缓心悸

蜂蜜
蜂蜜可镇静安眠，提高机体抵抗力

猪心
猪心可补脾养心，适合心悸者

红枣
红枣能补脾养心，为生血佳品

黑米
黑米补气血、暖脾胃，适合心悸气短者

牛奶
牛奶中的镁能使心脏耐疲劳

白菜
白菜养胃生津，特别适宜脾胃气虚心悸者

饮食之忌

🚫 忌食耗气，导致气滞血瘀的食物

❌ 胡椒
胡椒性热，可使痰火上扰，诱发心悸

❌ 阿胶
阿胶为滋腻食物，会引起气滞血瘀，诱发心悸

❌ 柿子
柿子是寒性食品，多食会导致气滞血瘀

❌ 螃蟹
螃蟹是寒性的，会导致胃肠不适，诱发心悸

❌ 蚌肉
蚌肉性寒，损阳气，易导致气虚心悸

❌ 浓茶
浓茶含有咖啡因，可以兴奋心脏导致病发

❌ 咖啡
咖啡可导致神经兴奋，诱发疾病

❌ 辣椒
辣椒辛热香燥，易耗损心气，加重病情

❌ 白酒
酒精可以刺激交感神经，加重病情

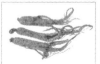
❌ 人参
人参滋腻黏糯，会使痰热上扰，诱发心悸

痔疮

痔疮是一种最常见的肛门疾病，包括内痔、外痔、混合痔，是肛门直肠底部及肛门黏膜的静脉丛发生曲张而形成的一个或多个柔软的静脉团的一种慢性疾病。

🏥 发病原因

①通常当排便时持续用力，造成此处静脉内压力反复升高，静脉就会肿大。

②妇女在妊娠期，由于盆腔静脉受压迫，妨碍血液循环常会发生痔疮。无论内痔还是外痔，都可能发生血栓。在发生血栓时，痔中的血液凝结成块，从而引起疼痛。

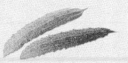

🏥 主要症状

外痔的症状以疼痛、瘙痒为主，而内痔则以流血及便后痔疮脱出为主，内痔依严重程度再分为四期：仅有便血情形的为第I期；无论有无出血，便后有脱垂情形，但能自行回纳者为第II期；脱垂严重，必须用手推回肛门的为第III期；最严重的第IV期为痔疮平时也脱垂于肛门外。

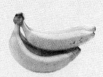

🏥 居家调理

生活要有规律；多进行体育锻炼；防治大便秘结，养成定时大便的习惯；保持肛周清洁；注意下身保暖；避免长时间久坐；注意孕产期保健；常做提肛运动；自我按摩；尽早用药。

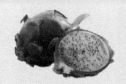

饮食之宜

宜食富含纤维素的食物

海带
海带富含纤维素，可促进排便

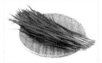
韭菜
韭菜富含纤维素，能增强肠蠕动

玉米
玉米富含膳食纤维，可防治便秘

薯类
薯类中膳食纤维较多，可促进胃肠蠕动

宜食有润肠通便作用的食物

香蕉
香蕉富含水溶性纤维，可防治痔疮

梨
梨富含水分和纤维，可润肠通便

蜂蜜
蜂蜜能润肠通便，减缓痔疮所引发的便秘

黑木耳
黑木耳能清理消化道，清胃涤肠

饮食之忌

忌食辛辣、刺激的食物

辣椒
辣椒味辛性热，易刺激直肠黏膜诱发痔疮

大蒜
大蒜性温，是刺激性的食物，应忌食

生姜
生姜辛辣助火，容易加重病情

芥菜
芥菜性温味辛，痔疮及素体热盛者不宜食

忌食温性食物

羊肉
羊肉壮阳，多食易上火，加重病情

狗肉
狗肉性温，多食易诱发痔疮

榴莲
榴莲性温，多食易导致直肠充血

桂圆
桂圆壮阳火，多食也易加重病情

便秘

便秘是指排便次数减少，每2～3天或更长时间一次，无规律性，粪质干硬，常伴有排便困难感，是一种临床常见的症状。

😷 发病原因

①引起便秘的原因有肠道病变、全身性病变和神经系统病变，其中肠易激综合征是很常见的便秘原因。

②经常服用某些药物易引起便秘，如止痛剂、肌肉松弛剂、抗惊厥剂、抗抑郁剂、抗帕金森病药、抗胆碱药、某些降压药、利尿剂等。

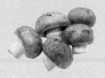

😷 主要症状

①急性便秘多由肠梗阻、肠麻痹、急性腹膜炎、脑血管意外、急性心肌梗死、肛周疼痛等急性疾病引起，主要表现为原发病的临床表现。

②慢性便秘多无明显症状，但神经过敏者，可见食欲减退、口苦、腹胀、嗳气、发作性下腹痛等胃肠症状。

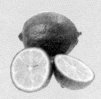

😷 居家调理

①避免进食过少或食品过于精细、缺乏残渣、对结肠运动的刺激减少。

②避免排便习惯受到干扰。由于精神因素、生活规律的改变、长途旅行过度疲劳等未能及时排便的情况下，易引起便秘。

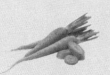

饮食之宜

🔘 宜食富含膳食纤维的蔬菜和水果

🍀 芹菜
芹菜可以促进肠道蠕动，防治便秘

🍀 韭菜
韭菜含纤维素，能刺激肠道，增强肠蠕动

🍀 空心菜
空心菜富含粗纤维素，可促进肠胃蠕动

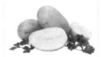
🍀 土豆
土豆含膳食纤维，能治便秘

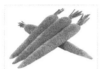
🍀 胡萝卜
胡萝卜顺气消食，可治便秘

🍀 菠菜
菠菜富含纤维，有促进肠道蠕动的作用

🔘 宜食润肠通便的食物

🍀 洋葱
洋葱能刺激胃、肠及消化腺分泌

🍀 花生
花生含有丰富的脂肪油，可以润肠通便

饮食之忌

🔘 忌食刺激性强的食物

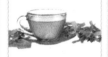
✕ 浓茶
茶叶中的多酚会收敛肠胃黏膜，导致便秘

✕ 白酒
白酒能抑制肠道运动神经系统，加重病情

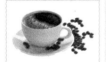
✕ 咖啡
咖啡能刺激肠道肌肉加强收缩，加重病情

✕ 辣椒
吃辣过多可引起上火，导致大便干结

✕ 胡椒
胡椒性温热，易大便干结，加重病情

✕ 花椒
花椒会使人燥，引起便秘

✕ 大蒜
大蒜刺激性强，可能加重便秘

✕ 咖喱
咖喱刺激性强，过食会引起便秘

痛风

痛风是由于嘌呤代谢紊乱导致血尿酸增加而引起组织损伤的疾病。多发于人体最低部位的关节，常出现剧烈疼痛，一般1～7天后痛像"风"一样吹过去了，所以叫"痛风"。

🛡 发病原因

痛风发病的关键原因是血液中尿酸含量长期增高。由于各种原因导致形成尿酸的酶活性异常，从而导致尿酸生成过多，或者各种因素导致肾脏排泄尿酸发生障碍，使尿酸在血液中聚积，产生高尿酸血症，最终引发痛风。

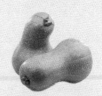

🛡 主要症状

无症状期表现为有高尿酸血症而无临床症状。发病时主要表现为痛风性关节炎、痛风结节（常见于耳轮和关节周围，呈大小不一的隆起赘生物，可向皮肤破溃，排出白色的尿酸盐结晶）、肾脏病变、发热和头痛等全身症状。

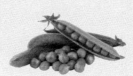

🛡 居家调理

①痛风患者应注意劳逸结合，避免疲劳、受凉感冒、病毒感染、关节损伤等。

②进行适当的锻炼。适当增加体育运动，对痛风症状的缓解、疾病的治疗都有很好的辅助效果。但要避免参加跑步等较强的运动，或进行长途步行、旅行等。

③放松心身。面对激烈的竞争，过重的心理压力，若不能及时调控和驾驭好自己的心情，易造成心理失衡，导致神经内分泌系统发生紊乱，诱发痛风。

饮食之宜

☺ 宜食碱性蔬菜和水果，可以中和过量的尿酸

茄子
茄子富含多种生物碱，可以防治癌症

黄瓜
黄瓜利热利水，有助身体排出多余的尿酸

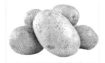
土豆
土豆热量相当低，有利水消肿的作用

白菜
白菜中的钾能将盐分排出体外，利尿通便

海带
海带是碱性食物，对缓解痛风有一定作用

莴笋
莴笋可刺激消化腺，降低消化道中酸性

☺ 宜多食用含维生素B和维生素C的食物

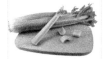
芹菜
芹菜的碱性成分可中和体内浓度高的尿酸

西瓜
西瓜富含多种维生素，可泻火除烦

饮食之忌

☹ 忌食含有嘌呤类物质的食物

豆腐
豆腐中含较多的嘌呤类物质，易诱发痛风

鸡汤
鸡汤中的嘌呤含量很大，易诱发痛风

狗肉
狗肉含嘌呤丰富，容易诱发痛风

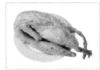
鹅肉
鹅肉含大量嘌呤，可加重痛风症状

☹ 忌食辛辣助火的食物

胡椒
胡椒能兴奋植物神经，诱使痛风发作

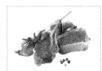
羊肉
羊肉含有很高的嘌呤，会加重痛风

白酒
白酒刺激性强，可引发痛风

啤酒
酒精会使免疫系统过度反应，诱发痛风

风湿性关节炎

风湿性关节炎是一种常见的急性或慢性结缔组织炎症，可反复发作并累及心脏。临床以关节和肌肉游走性酸楚、沉重、疼痛为特征，属变态反应性疾病，是风湿热的主要表现之一，多以急性发热及关节疼痛起病。

🞔 发病原因

①机体正气虚，阳气不足，卫气不能固表，以及外在风、寒、湿三邪相杂作用于人体，侵犯关节所致。

②此外，本病病人HLA－DRwu抗原检出率明显升高，提示发病与遗传有关。

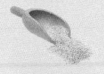

🞔 主要症状

①肢体关节、肌肉、筋骨发生疼痛、酸麻、沉重、屈伸不利，受凉及阴雨天加重，甚至关节红肿、发热等。一年四季均有，阴雨天会加重。

②疼痛游走不定，一段时间是这个关节发作，一段时间是那个关节不适，但疼痛持续时间不长，几天就可消退。

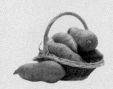

🞔 居家调理

①避免风寒、湿邪侵袭。要防止受寒、淋雨和受潮，关节处要注意保暖，不穿湿衣、湿鞋、湿袜等。

②注意劳逸结合、饮食有节、起居有常。劳逸结合是强身保健的主要措施。

③洗脸洗手宜用温水，晚上洗脚，热水以能浸至踝关节以上为好，时间在一刻钟左右，可促进下肢血液流畅。

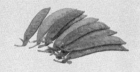

饮食之宜

宜食富含维生素、钙和钾盐的瓜果蔬菜及碱性食物

西红柿
西红柿富含各种维生素，可增强抵抗力

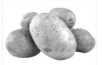
土豆
土豆含有丰富的维生素及钙，可强壮关节

红薯
红薯营养均衡，可以提高免疫力

白菜
大白菜含钙多，可强壮骨骼

苹果
苹果是碱性食品，可增强体力和抗病能力

牛奶
牛奶中的钙含量很容易被吸收，有益健康

宜食具有清热利尿、活血通络作用的食物

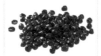
红豆
红豆利水除湿，有助排出体内多余湿气

丝瓜
丝瓜活血通络，有助排出体内湿气

饮食之忌

忌食高热量和高脂肪的食物

狗肉
狗肉辛热燥火，关节红肿热痛时不宜食用

螃蟹
螃蟹性寒，单吃对身体有害

虾
虾属于发物，会加重关节症状

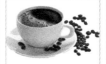
咖啡
喝咖啡可能会导致类风湿性关节炎加重

忌食辛辣温补性食物

荔枝
荔枝温热，会伤阴助火，加重风热型关节痛

人参
人参会使风热型和湿热型风湿加重

茴香
茴香温热，风热型和湿热型风湿者不宜食

啤酒
酒湿伤脾，会加重内热和肿痛

肩周炎

肩周炎是肩关节周围肌肉、肌腱、滑囊和关节囊等软组织的慢性无菌性炎症。炎症导致关节内外粘连，从而影响肩关节的活动。

发病原因

因年老体衰，全身退行性变，活动功能减退，气血不旺盛，肝肾亏虚，复感风寒湿邪的侵袭，久之筋凝气聚、气血凝涩、筋脉失养、经脉拘急而发病。

主要症状

①肩部疼痛难忍，尤以夜间为甚，睡觉时常因肩怕压而取特定卧位，翻身困难，影响入睡。

②局部肌肉粗钝变硬，肩关节活动受限，影响日常生活。端碗用筷以及穿衣提裤也感到困难等。病重时生活不能自理，日久者可见患肢肌肉萎缩，患肩比健肩略高耸、短窄，肩周有压痛点。

居家调理

①经常对颈、肩、背部进行轻度按摩或保健式刮痧，以保持循环，可起到预防肩周炎的作用。

②平时还应注意对颈、肩、背部适当保暖，尤其要避免运动后或这些部位有汗的时候用凉水冲洗。

③过度劳累会引起肩周炎。大家在生活中一定要注意休息，长期工作后要活动肩部，可以做耸肩、按摩动作，使肩部肌肉得到放松。

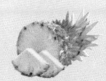

饮食之宜

🔵 发病期间，应选择具有温通经脉、祛风散寒、除湿镇痛作用的食物

🔻薏米
薏米有利水消肿、清热排脓的作用

🔻木瓜
木瓜中的番木瓜碱可缓解痉挛疼痛

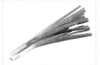
🔻葱白
葱白发散风寒、止痛消肿，能治疗肩周炎

🔻豆卷
豆卷可化除水湿，减轻疼痛症状

🔻花椒
花椒温经散寒，用它加盐泡酒可治肩周炎

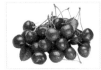
🔻樱桃
樱桃能祛风除湿，对风湿腰腿疼痛有良效

🔵 静养期间则宜食用补气养血、补肝益肾的食物

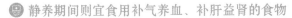

🔻桂皮
桂皮可补火助阳，引火归源，散寒止痛

🔻葡萄
葡萄补气血、益肝肾，可活血化瘀

🔻桑葚
桑葚能补充体内正气，增强体表抵抗力

🔻板栗
栗子可益气健脾，增强身体的抵抗力

🔻鳝鱼
鳝鱼补气养血、滋补肝肾，可用于祛风湿

🔻红枣
红枣能提升身体的元气，增强免疫力

❌ 饮食之忌

🔴 忌食生冷性凉的食物

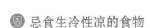

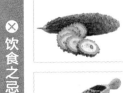
❌苦瓜
苦瓜性寒味苦，虚寒型肩周炎患者不宜食

❌豆腐
过食豆腐会使肾功能衰退，降低抵抗力

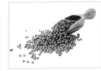
❌绿豆
绿豆性寒，不利于肩周炎恢复

❌海带
海带味咸性寒，脾胃虚寒、肿胀者不宜食

骨质疏松症

骨质疏松症主要是骨量低和骨的微细结构有破坏，骨组织的矿物质和骨基质均有减少，导致骨的脆性增加发生骨折。

🔲 发病原因

此病和内分泌因素、遗传因素、营养因素、环境因素等有关。因为饮食、生活习惯、周围环境、情绪等的影响，人的体液很多时候都会趋于酸性，酸性体质是钙质流失、骨质疏松的重要原因。

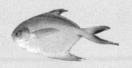

🔲 主要症状

①骨质疏松者，钙丢失量30%左右来自脊柱，25%左右来自股骨，因此，病人常因脊柱骨折或股骨上段骨折就诊。

②脊柱骨折多以胸、腰椎压缩性骨折多见，轻微外伤或无外伤时便可发生。

③除易骨折外，还可见弥漫性脊柱疼痛，腰骶关节、骶髂关节、膝关节疼痛，颈、腰椎、膝关节等处骨质增生等。

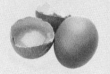

🔲 居家调理

①人到中年，尤其妇女绝经后，骨丢失量加速进行。此时期应每年进行一次骨密度检查，对快速骨量减少的人群，应及早采取防治对策。

②坚持科学的生活方式，如坚持体育锻炼，多接受日光浴，不吸烟、不饮酒，尽可能保存体内钙质，丰富钙库。

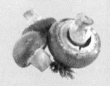

饮食之宜

宜多吃含钙高的食物

牛奶
牛奶和奶制品富含钙质，可强壮骨骼

虾皮
虾皮中富含钙质，可防治骨质疏松症

螃蟹
螃蟹含有丰富的钙和维生素D，可强骨

蔬菜
蔬菜是钙的一个重要来源，多吃蔬菜强骨

宜食富含维生素D的食物

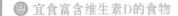

沙丁鱼
沙丁鱼富含维生素D，可促进钙的吸收

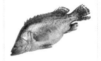
鳜鱼
鳜鱼含有维生素D，可促进体内钙的吸收

青鱼
青鱼含有高量的维生素D，有助钙的吸收

鸡蛋
鸡蛋富含维生素D，可强化钙的吸收

饮食之忌

忌食影响钙吸收的食物

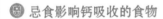

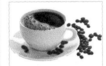
咖啡
咖啡容易导致体内的钙质流失，加重病情

辣椒
辣椒刺激性强，会影响肠胃对钙的吸收

花椒
花椒毒素会影响钙的吸收

咸肉
咸肉含钠多，会影响身体对钙的摄入

忌食磷含量高的食物

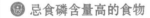

燕麦
燕麦含磷多，会影响钙的吸收率

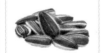
葵花子
过食会导致钙磷代谢失衡，影响吸收

猪肝
猪肝含磷多，影响矿物质的吸收

碳酸饮料
碳酸饮料含磷，高磷摄入会加速骨质的丢失

女性更年期综合征

更年期综合征是指女性绝经前后出现性激素波动或减少所致的一系列以自主神经系统功能紊乱为主，伴有神经心理症状的一组症候群。更年期综合征中最典型的症状是潮热、潮红，多发生于45～55岁。

🔘 发病原因

更年期综合征虽然是由于生理变化所致，但发病率高低与个人经历和心理负担有直接关系。妇女进入更年期后，家庭和社会环境的变化都可加重其身体和精神负担，使原来已有的某些症状加重。有些本身精神状态不稳定的妇女，更年期综合征就更为明显，甚至喜怒无常。

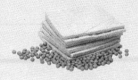

🔘 主要症状

①月经紊乱。月经经常延迟，甚至几个月才来潮一次，经量也逐渐减少。

②阵热潮红。部分妇女在更年期内由于雌激素的水平下降，血中钙水平也有所下降，会有一阵阵地发热、脸红。

③心血管及脂代谢障碍。可能会出现冠心病、糖尿病。

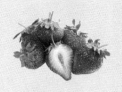

🔘 居家调理

①自我调节情绪，保持健康的心理状态。更年期是一个正常的生理变化过程，不必过分焦虑，从而解除思想负担，保持乐观情绪。

②参加体育锻炼。在身体条件允许时，应主动从事力所能及的工作和家务，尽量参加一些文体活动和社会活动，以丰富精神生活，增强身体素质。

③提高更年期妇女自我保健知识水平及自我保健能力。应定期到医院做健康检查，包括妇科检查、防癌检查等，做到心中有数，发现病情及早治疗。

宜食富含铁、铜、叶酸、抗坏血酸的新鲜水果和绿叶菜

苹果
苹果富含多种维生素，可消除心理压抑

梨
梨中含有多种维生素，可润燥、除烦

香蕉
香蕉中的氨基酸，具有安抚神经的作用

柑橘
柑橘富含维生素，有美容、消乏的作用

山楂
山楂所含的黄酮类，有防衰老的作用

菠菜
菠菜富含维生素，可保障营养、增进健康

宜适当补充蛋白质，最好采用生理价值高的动物性蛋白质

鸡蛋
鸡蛋富含蛋白质，可增强营养、延缓衰老

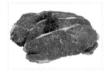
牛肉
牛肉含有大量蛋白质，可防衰抗老

饮食之宜

忌食破坏神经系统的辛辣调味品及刺激性食物

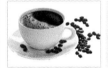
咖啡
咖啡能刺激神经，会加重潮热汗出等症状

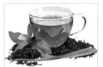
浓茶
饮茶过多会影响睡眠，加重烦躁潮热感

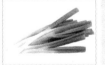
大葱
大葱具有刺激性，可加重心烦气躁等症状

辣椒
辣椒刺激性强，会使神经兴奋

忌食胆固醇高的食物

蛋黄
蛋黄中胆固醇高，会加重身体代谢负担

肥肉
肥肉油脂、胆固醇含量高，会使血脂升高

动物内脏
动物内脏胆固醇高，会增高血胆固醇

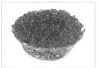
鱼子
鱼子中胆固醇含量高，摄入过多会诱发疾病

饮食之忌

老年痴呆症

老年痴呆症是一种进行性发展的致死性神经退行性疾病，日常生活能力进行性减退，并有各种神经症状和行为障碍。

⊕ 发病原因

①脑变性疾病：最为多见的是阿尔茨海默病性痴呆，在老年前期发病的又叫做早老性痴呆。

②脑血管病：最常见的有多发性脑梗死性痴呆。

③遗传因素。

④内分泌疾患。

⑤营养及代谢障碍。

⑥肿瘤：恶性肿瘤引起代谢紊乱可导致痴呆。

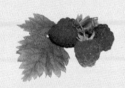

⊕ 主要症状

①遗忘期：表现为特别健忘，并在有记忆障碍的同时，渐渐出现认识能力和定向力障碍。

②精神错乱期：此期痴呆持续加重，认识功能进一步减退，思维情感障碍及个性人格改变明显。

③痴呆期：患者严重痴呆，处于完全缄默，完全卧床，完全丧失生活自理能力的状态。

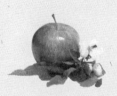

⊕ 居家调理

①多社交有助于改善认知能力。多与朋友外出进餐或参加体育活动、旅行、聚会等活动，都有助于改善记忆和思维能力。

②少量饮酒可能有助降低总体痴呆以及阿尔茨海默性痴呆的发生率。

饮食之宜

🙂 宜食富含卵磷脂、增强记忆力、延缓衰老的食物

🥄 蛋黄
蛋黄含有卵磷脂，可增进神经系统的功能

🥄 芝麻
芝麻是益智食品，有益大脑健康

🥄 花生
花生可抗衰老，多食可延缓脑功能衰退

🥄 黄豆
黄豆富含雌激素，能预防老年性痴呆症

🥄 银耳
银耳有健脑作用，可延缓衰老，健脑益智

🥄 瘦肉
瘦肉富含优质蛋白和锌，可营养大脑

🙂 宜多食新鲜蔬菜、水果

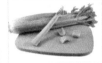
🥄 芹菜
芹菜富含木犀草素，可预防老年痴呆

🥄 黄瓜
黄瓜含有维生素B_1，对改善大脑功能有利

🙂 宜多吃鱼，尤其是高油脂的鱼，补充大脑营养

🥄 鲑鱼
鲑鱼富含脂肪酸，可预防痴呆症

🥄 鳟鱼
鳟鱼富含脂肪酸，可预防痴呆症

🥄 鱿鱼
鱿鱼中的DHA的含量高，可预防痴呆

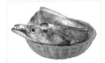
🥄 带鱼
带鱼可以延缓大脑萎缩，预防老年痴呆

饮食之忌

🙁 忌食油腻肥厚的食物

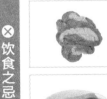
⊗ 动物内脏
内脏中的胆固醇，会引起脑动脉硬化

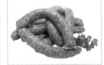
⊗ 香肠
香肠中的油脂，会促进衰老，降低记忆力

⊗ 肥肉
过食肥肉会对大脑记忆造成损害

⊗ 烤鸭
烤鸭中的过氧化物，对心脏和大脑有害

痛经

痛经是指妇女在经期及其前后，出现小腹或腰部疼痛，甚至痛及腰骶。每随月经周期而发，严重者可伴恶心呕吐、冷汗淋漓、手足厥冷，甚至昏厥，给工作及生活带来影响。

🔲 发病原因

①子宫异常、精神因素、遗传因素、妇科病、少女初潮、心理压力大、久坐导致气血循环变差、经血运行不畅、爱吃冷饮等造成痛经。

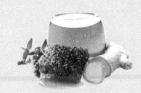

②经期剧烈运动、受风寒湿冷侵袭等均易引发痛经。

③受某些工业或化学性质气味刺激等造成痛经。

🔲 主要症状

①原发性痛经从初潮开始每次月经来潮即感到小腹坠胀与痉挛性疼痛，严重者伴有恶心与呕吐，疼痛区可放射至后背部与大腿内侧。

②约有50％以上病人还伴有全身症状：还会出现乳房胀痛、肛门坠胀、胸闷烦躁、悲伤易怒、心惊失眠、头痛头晕、恶心呕吐、胃痛腹泻、倦怠乏力、面色苍白、四肢冰凉、冷汗淋漓、虚脱、昏厥等症状。

🔲 居家调理

①讲究经期卫生。经血的流出在外阴部形成的温暖、湿润的环境，为细菌的生长创造了十分有利的条件，如果卫生做得不好，很容易导致细菌滋生并上行进入阴道，导致阴道炎等各种疾病。

②平时加强体育锻炼。适度且温和的运动，有助于促进全身的血液循环，中医说：通则不痛，痛则不通。血液循环好了，经血也通畅，痛感自然会降低。

③保暖。不论是饮食，还是衣着，都要注意"保暖"。

饮食之宜

🔲 气滞血瘀者，应吃些通气化瘀的食物

♥ 芹菜
芹菜含铁量较高，能补充妇女经血的损失

♥ 荠菜
荠菜有理气活血作用，可改善痛经

♥ 菠菜
菠菜富含维生素E，可有效缓解痛经

♥ 香菜
香菜能维持血糖稳定，缓解痛经

♥ 空心菜
空心菜中粗纤维含量丰富，可理气活血

♥ 生姜
生姜能促进血液循环，舒缓不适

♥ 胡萝卜
胡萝卜素有造血功能，可补充血液

♥ 柑橘
柑橘富含膳食纤维，有活血调经作用

♥ 橘皮
橘皮苷可加强毛细血管的韧性，舒缓不适

♥ 佛手柑
佛手柑能温经散寒止痛，可舒缓不适

♥ 苹果
苹果是碱性食品，可中和过多的酸性物质

♥ 香蕉
香蕉中的维生素B_6能稳定情绪，舒缓不适

🔲 身体虚弱者，宜吃些补气、补血、补肾之品

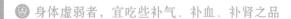

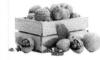
♥ 核桃
核桃有顺气补血、润肺补肾的作用

♥ 荔枝
荔枝有补脾益肝、理气补血的作用

♥ 桂圆
桂圆有益气血、健脾胃的作用

♥ 青枣
青枣有补益气血、增强体质的作用

♥ 枸杞
枸杞有补气强精、滋补肝肾的作用

♥ 山药
山药有强健机体，滋肾益精的作用

饮食之宜

宜食补充富含维生素E的食物

蛋黄
蛋黄中的卵磷脂可提高人体血浆蛋白量

葡萄酒
适量饮用葡萄酒可以缓解痛经

饮食之忌

忌食含有咖啡因和酒精的饮料

啤酒
月经期解酒能力弱，酒精刺激会加重腹痛

碳酸饮料
碳酸饮料中的磷酸盐会妨碍铁的吸收

咖啡
咖啡因的刺激易加重痛经

白酒
适量饮用白酒可舒缓痛经，过饮不利健康

忌食妨碍铁元素吸收的食物

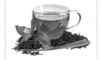

浓茶
茶中的鞣酸影响铁质吸收，加重痛经

柿子
柿子中的鞣酸能与铁结合，妨碍铁质吸收

忌食影响镁元素吸收的甜品

奶油
奶油会破坏镁的吸收，引起痛经

黄油
黄油会影响身体对镁的吸收，让经痛加剧

忌食寒性及海鲜类食物

螃蟹
螃蟹性寒，会刺激神经，加重疼痛

牡蛎
牡蛎比较寒凉，可诱发痛经

西瓜
西瓜是寒性水果，可使经血运行不畅

田螺
田螺性大凉，会加重疼痛，月经期间忌吃